L'ALTRA MEDICINA/356

La collana "L'altra medicina" propone terapie, tecniche e rimedi a sostegno di un "progetto-salute" in una visione complessiva della persona come insieme inscindibile di corpo, mente e spirito. Sua finalità è il benessere integrale, non soltanto l'assenza della malattia o la guarigione.

Alcune delle discipline complementari trattate sono talvolta guardate con diffidenza dalla medicina ufficiale perché la loro efficacia, per quanto riscontrata nell'uso, non è stata ancora dimostrata da sperimentazioni scientifiche classiche.
Il ricorso a queste medicine è però una realtà in continua espansione in tutto il mondo e il diffonderne la conoscenza appare un doveroso atto di informazione.
Ognuno degli argomenti della collana "L'altra medicina" è il risultato di una scelta svolta a livello nazionale e internazionale tra tutto ciò che di meglio viene scoperto, provato e pubblicato in tema di salute e di benessere.

Forma di presentazione e linguaggio dei volumi sono curati in modo tale da poter essere compresi da chiunque, perché tutti vi possano trovare concrete indicazioni a beneficio della propria esistenza.

www.rededizioni.it

Prima edizione con il titolo *7 meditazioni guidate*: 2000
Prima edizione aggiornata: 2005
Nuova edizione rivista e aggiornata con il titolo *Meditazioni guidate*: 2017
Nuova edizione con il titolo *Meditazioni sui 7 chakra* e con QRCode: 2024

Stampa: Rotomail Italia Spa

red! è un marchio Il Castello Srl
Via Milano 73/75 – 20010 Cornaredo (MI)
www.ilcastelloeditore.it

Consuelo C. Casula
con M. Preti e S. Portaluri

Meditazioni sui 7 chakra

red!

Meditare: una grande avventura

"Conosci te stesso" e "Niente in eccesso", recitava l'oracolo di Delfi. A dimostrazione del fatto che fin dall'antichità è diffusa la percezione di quanto sia importante essere consapevoli dei propri moti interni e governare i propri comportamenti.
Conoscere le nostre sensazioni, emozioni, pensieri, così come i nostri progetti, azioni e valori, contribuisce a renderci responsabili di ciò che facciamo e diciamo, e a infondere più armonia e più coerenza nel nostro modo di vivere. La consapevolezza della nostra natura, della cultura cui apparteniamo e della quale siamo plasmati, ci porta ad adottare comportamenti appropriati alla nostra identità e ai contesti spazio temporali in cui operiamo.
Proprio per affinare questa consapevolezza, da secoli uomini e donne praticano la meditazione. Ma che cos'è esattamente la meditazione, e in particolare, che cosa si intende oggi *per meditazione?*

Meditare è una pratica utile per entrare in contatto con il proprio corpo e la propria mente, per scoprire parti nascoste di sé che sino ad ora sono rimaste inesplorate o inascoltate. Il termine meditare, che deriva dal latino meditatio, *"riflessione", indica una pratica*

che insegna a governare le attività della mente, per calmarla quando è agitata e risvegliarla quando è sopita.
Meditare può altresì modificare alcune condizioni psicofisiche: calmare il corpo per calmare la mente e calmare la mente per calmare il corpo, ottenendo così un effetto sistemico circolare.

Meditare può addirittura migliorare le condizioni di salute, in quanto rinforza le difese immunitarie che risultano utili nella prevenzione della depressione e delle sue recidive.
Insegna a gestire l'ansia, a calmare la mente, ad allentare lo stress, creando uno stato di consapevolezza e chiarezza basato sulla capacità di focalizzarci su ciò che pensiamo e sentiamo.
Meditare permette di raggiungere senza sforzo uno stato di pace, benessere e armonia; è uno stato dell'essere umano naturalmente capace di guardare dentro se stesso per ritrovare l'unità corpo-mente.
Colui che medita rivolge l'attenzione ai propri meccanismi interni per acquisire una comprensione profonda della realtà, interna ed esterna. Quando meditiamo convogliamo le energie della consapevolezza del corpo e della mente per mantenere la concentrazione e acquisire una visione sempre più profonda dei nostri stati interni.

Meditare è un processo naturale che fa parte dell'esperienza di ognuno di noi, in tutti gli ambiti della vita. A chiunque può capitare di provare una sensazione di coinvolgimento totale con la natura mentre cammina in un bosco silenzioso, osserva un tramonto, naviga in mezzo al mare, abbraccia una persona cara, pratica un hobby o scrive, canta, danza, ascolta musica. Meditare significa essere totalmente immersi nelle azioni e nelle sensazioni del momento, senza alcuna separazione tra il sé e l'esperienza. Tutte le energie fisiche e mentali ne sono coinvolte. Mente e corpo sono rilassati in

I benefici della pratica in breve

Meditando produciamo spontaneamente onde alfa, le onde della pace e della gioia che fanno trascendere lo stato mentale ordinario e riportano la mente nel suo stato spontaneo di serenità. Quando meditiamo rilassiamo il corpo e la mente e, attraverso la pratica regolare, impariamo il distacco.
Alcuni studi scientifici condotti fin dal 1970 sulla meditazione trascendentale hanno evidenziato gli effetti benefici per la salute di una pratica regolare: una notevole diminuzione dello stress e dell'ansia, il miglioramento della qualità del sonno, la riduzione di sintomi psicosomatici e la regolarizzazione della pressione sanguigna. La pratica meditativa apporta vantaggi anche psicologici quali una maggiore creatività, l'aumento della capacità di concentrazione e di apprendimento, il miglioramento della memoria e la riduzione dell'aggressività.
La meditazione può servire anche ad alleviare il dolore fisico e favorire i processi di guarigione, rafforzando la convinzione che essa sia possibile e la fiducia che si verifichi.
Gli effetti della meditazione non si limitano al momento in cui la si pratica ma durano nel tempo e si stabilizzano con l'esercizio.

una dimensione in cui si perde la percezione del tempo che passa e dei condizionamenti ambientali.

Quando si medita ci si sente più creativi e si prova maggiore piacere, minore sforzo e dispendio di energia. La meditazione è un'avventura, la più grande avventura che l'essere umano possa intraprendere.

Meditare porta a liberarsi dei pensieri molesti, a dissociarsi dal lavorio della mente e a rilassarsi. Meditare può stimolare intuizioni perché agisce nel presente come una risposta non reattiva allo stimolo e opera in armonia con l'esistente.

PERCHÉ E COME MEDITARE

Tecniche diverse, un fine comune

In tutte le epoche, in ogni parte del pianeta, in Oriente come in Occidente, sono state utilizzate molte diverse tecniche meditative. Alcuni approcci sono più statici, altri più dinamici, ma tutti condividono uno stesso scopo: favorire l'ingresso in uno stato di coscienza chiamato meditazione. Uno stato di coscienza che appartiene alla nostra natura, durante il quale mente e corpo sono armonizzati e colui che medita è connesso alla vita.
Quasi tutte le forme di meditazione intendono stimolare nel soggetto un rilassamento iniziale tale da creare uno stato di coscienza alterato che faciliti la concentrazione solo su ciò che è rilevante, sospendendo i processi di pensiero logico e razionale e attivando un'attitudine alla auto-coscienza e alla auto-osservazione.
Con la pratica, la meditazione può diventare uno stile di vita fondato sull'introspezione, la riflessione, la contemplazione. Anche di fronte a un semplice fiore possiamo apprezzarne la bellezza e interrogarci sui grandi misteri della natura. Pensiamo ai filosofi dell'antica Grecia – Platone, Pitagora, Eraclito e molti altri – che, partendo dall'osservazione del creato, cercavano di comprendere i misteri dell'universo e della vita stessa.

La meditazione nelle pratiche terapeutiche

Meditare è un'arte antica che nel tempo è stata inserita anche in alcune pratiche terapeutiche, con nomi diversi, come a volerne mettere in risalto taluni aspetti.

I precursori

Sigmund Freud parlava di "eterosuggestione guidata", per indicare quella forma di suggestione provocata dal lasciarsi andare all'ascolto fiducioso delle parole del terapeuta.
Ronald Shone chiama "visualizzazione creativa", Arnold Lazarus "visualizzazione di immagini mentali", Michael Mahoney e Piero Ferrucci "visualizzazioni guidate", quel processo mentale, solitamente caratterizzato da immaginazioni creative, stimolato dalle parole di una guida (che può essere rappresentata da un terapeuta oppure da un maestro di yoga).
Robert Desoille parla di "sogno da svegli guidato", riferendosi alla constatazione che le immagini e le sensazioni provate dal soggetto, e stimolate dalle parole del terapeuta, sono simili a quelle del sogno.

La psicofiaba

Bruno Calderoni e Claudio Wildmann parlano di "psicofiabe utilizzate a scopi terapeutici" per evidenziare che una meditazione può avere la struttura di una fiaba e può stimolare quella leggera regressione naturale, tipica di quando ascoltiamo qualcosa che rimanda all'infanzia. Le psicofiabe vengono utilizzate a scopi terapeutici per evocare un miglioramento dello stato psicofisico di chi ascolta, una sua evoluzione; con l'espansione delle sue energie

Tra religione, psicologia e psicoterapia

Lo scopo della meditazione può essere spirituale, come nel caso delle meditazioni vipassana; filosofico, come nel caso delle speculazioni degli stoici (Marco Aurelio, Seneca), finalizzate a comprendere le leggi della natura; o religioso, come nel caso degli esercizi spirituali di Ignazio di Loyola, utili a entrare in contatto con la divinità. In particolare, la meditazione riveste un ruolo importante in molte religioni, sotto forma di recitazione di una preghiera interiore o di riflessione sulla parola di Dio, magari in un luogo di culto – sia esso una chiesa, un monastero o una moschea.
Nell'ambito della psicologia e della psicoterapia, per meditazione si intende uno stato di consapevolezza ottenuto rivolgendo l'attenzione consapevole verso un determinato oggetto o contenuto. Tale stato può essere indotto da una voce esterna (di un maestro yoga, una guida spirituale, uno psicoterapeuta), ma una volta acquisita la pratica può essere anche autoindotto.

e potenzialità, stimolano un più attivo orientamento alla soluzione dei problemi della vita quotidiana.

L'ipnosi

Milton H. Erickson quando parla di fantasie guidate sottolinea la "modificazione immaginativa indotta dall'ipnotista" esplicitando la modificazione intenzionale sollecitata dal terapeuta consapevole di elicere uno stato di trance in chi ascolta. L'ipnotista stimola una modificazione del processo immaginativo raccontando aneddoti, storie, metafore, per favorire il sorgere di un processo auto-terapeutico. A curare non sono infatti le parole pronunciate dal maestro, bensì la loro risonanza interna, ovvero la stimolazione dei meccanismi auto-terapeutici che sono insiti in ognuno di noi.

Meditare per aumentare il livello di consapevolezza

Le diverse definizioni che abbiamo appena illustrato indicano in realtà uno stesso concetto, uno strumento condiviso da maestri yoga, guide spirituali, psicoterapeuti di diverse scuole. Tutte, infatti, si riferiscono a suggestioni che stimolano un processo di immaginazione creativa, ovvero a parole usate intenzionalmente per sollecitare nell'ascoltatore delle reazioni sensoriali, fisiologiche, affettive e mentali. Colui che guida la meditazione promuove uno stato di rilassamento, aumenta la concentrazione delle energie della persona e facilita il processo di integrazione tra le parti coinvolte nel processo evolutivo. Così facendo favorisce un processo creativo immaginativo, originale e personale.

La riflessione stimolata dalla meditazione può portare a focalizzare l'attenzione su qualcosa di concreto o su qualcosa di astratto. In ogni caso, obiettivo della meditazione è aumentare attraverso la pratica il livello di consapevolezza. Meditare è infatti un'esperienza pratica, così come una riflessione sulla pratica e sugli effetti che la pratica produce sul corpo e sulla mente.

L'obiettivo principale della meditazione è di concentrare l'attenzione su quanto accade nel momento presente, nel qui e ora, nella mente e nel corpo del soggetto. È una pratica utile all'auto-esplorazione che promuove una maggiore consapevolezza di ciò che il praticante sente e pensa. Meditare è essere presenti, essere nel qui e ora, nell'adesso, chiedendosi: "Adesso dove sono? Sono qui? Sono con tutto me stesso?". Le tecniche di meditazione hanno la caratteristica comune di allenare chi le pratica a rilassarsi e a focalizzare l'attenzione nel momento presente, come insegna Eckhart Tolle nel suo celebre libro *Il potere di adesso* (MyLife, 2013).

Il verbo "sentire" in italiano include significati che coinvolgono diversi sensi:

- sentire le sensazioni interne, propriocettive, viscerali, di caldo, freddo, fame, sete, sazietà, equilibrio;
- sentire un odore, un profumo, un aroma;
- sentire una voce, un suono, una musica;
- sentire un sapore.

Anche la parola "senso" è polisemica: significa "sensazione", "significato" e "direzione".

Meditazione e mindfulness

"Mindfulness" significa piena consapevolezza di ciò che accade nella propria mente. La mindfulness è una pratica che deriva dalla psicologia positiva del buddhismo che alcuni terapeuti americani (Jon Kabat-Zinn, Mark Williams, Danny Penman), credendo nella sua efficacia, hanno importato nella terapia occidentale. Propone una disciplina che addestra la mente a ottenere il meglio delle sue potenzialità, invitando a vivere con serenità, distacco e accettazione.

La mindfulness stimola l'attenzione con l'obiettivo di diventare consapevoli delle proprie percezioni, sensazioni, emozioni, pensieri. Le meditazioni proposte dalla mindfulness aiutano a conoscere a fondo ciò che accade dentro e fuori di noi, accettando la realtà per quella che è o che appare in un dato momento, senza giudicarla. Accettare il presente significa anche non rimpiangere un passato che non è stato come si sarebbe voluto e non avere aspettative nei confronti di un futuro che potrebbe essere diverso da come si vorrebbe.

La mindfulness intende addestrare la mente a concentrarsi sul respiro e a riconoscere i segnali che i cinque sensi inviano nell'*hic et nunc*, senza farsi distrarre dalle divagazioni della mente. La mindfulness accoglie anche le emozioni che il soggetto prova e i pensieri che affiorano alla mente, momento per momento, senza giudicarli.
La mindfulness è un allenamento della mente, un processo esperienziale durante il quale l'attenzione è concentrata sul respiro per espandere la consapevolezza delle proprie percezioni, aiutando a scoprire il potenziale evolutivo che deriva dalla pratica che calma il corpo e la mente.

La mindfulness promuove un *locus of control* interno, insegnando a riconoscere i pensieri e le emozioni per ciò che sono e poi lasciarli andare, senza giudicarli. La meditazione aiuta a comprendere che *panta rei*, tutto scorre e tutto cambia, che i pensieri sono solo pensieri e le emozioni sono solo emozioni: sono processi soggettivi e transitori.

Le parole della meditazione

Per stimolare la riflessione creativa, la meditazione si avvale di parole accuratamente scelte che evocano emozioni o visioni e sono in grado di far emergere immagini mentali ricordate o costruite. Le parole della meditazione hanno il potere di strutturare e dirigere le energie inconsce o sopite di chi ascolta e di rinforzare le spinte necessarie per il processo di cambiamento. Tali spinte possono derivare da sensazioni, emozioni, pensieri, comportamenti orientati verso la soluzione di un problema o il raggiungimento delle proprie mete.

Il ruolo dell'inconscio e dell'intuizione

Le parole della meditazione evocano un processo di visualizzazione creativa sfruttando immagini visive, auditive e sensoriali proprie dell'emisfero cerebrale destro, sede dei processi globali, geometrici/spaziali, musicali, intuitivi, parte essenziale di ogni processo creativo.

Le visualizzazioni risvegliate dalla meditazione coinvolgono l'inconscio di chi ascolta con associazioni libere, creando connessioni tra elementi che prima apparivano sconnessi. Tendono anche a raggruppare singole parti in un tutto, mettendo in evidenza ciò che è più rilevante. Stimolano inoltre un coinvolgimento emotivo che funge sia da collante di ciò che prima appariva separato, sia da spinta emancipativa.

La visualizzazione indotta dalla meditazione si avvale dell'intuizione, che afferra i concetti fondamentali con una percezione sintetica, globale e immediata che lascia da parte il dettaglio irrilevante, l'astrazione concettuale e l'analisi critica talvolta limitante. Le parole della meditazione hanno un ruolo di stimolo e di sostegno, protettivo e rassicurante, fanno emergere potenzialità nascoste, promuovono la ricerca di soluzioni concrete e adatte alla realtà attuale di chi la pratica. Fanno spiccare inoltre i migliori aspetti della personalità, mostrando la funzionalità di certi meccanismi di adattamento. Evidenziano anche possibili pericoli e sottolineano alcune strategie che facilitano la soluzione dei problemi.

Un viaggio nel tempo e nello spazio

La meditazione può portare a intraprendere un viaggio speciale: dentro di sé, nel proprio mondo interiore fatto di sensazioni, immagini, pensieri, ricordi, emozioni, desideri; oppure verso l'esterno, verso la natura, verso gli altri, verso il futuro. Ogni viaggio immaginativo consente un più maturo ritorno alla realtà grazie al ruolo da protagonista assunto dal praticante. Infatti, mentre colui che medita è in una stanza, la sua mente può essere altrove, in un altro tempo e in un altro spazio. Mentre il corpo rimane statico, la mente è dinamica e libera di andare a visitare posti familiari o di esplorare luoghi immaginari, di espandere i propri confini e vivere pienamente le sensazioni stimolate dall'esperienza immaginativa. Oppure di prefigurarsi un luogo sicuro, come nella meditazione che segue.

Meditazione su un luogo sicuro

Ora che il tuo corpo si sta rilassando sempre più, invitando anche la tua mente a rilassarsi, immagina di andare nel tuo luogo sicuro, quel luogo dove nessuno può venire a disturbarti, quel luogo che è anche il tuo vero rifugio.

Immagina ora il tuo rifugio sacro composto da tre luoghi: il luogo del silenzio, del risveglio delle risorse che curano e della creatività.

Quando ti trovi nel luogo del silenzio, ascoltalo e senti come il silenzio contribuisce a darti una sensazione di lentezza e di pace. Non solo non ci sono voci esterne a disturbarti con le loro richieste, ma anche le voci dentro di te tacciono. Nel silenzio intorno e dentro di te non hai nessuna voce che ti giudica o pretende che tu sia diverso da chi sei. Ti senti pienamente accettato per ciò che sei. Mentre sei nel tuo luogo sicuro, riconosci la tua unicità e il tuo essere diverso dagli altri esseri umani e diventi consapevole di tutti i cambiamenti avvenuti durante la tua vita.

Quando il silenzio ti ha fatto provare la pace della accettazione incondizionata, provi il desiderio di esplorare il luogo delle risorse. Vai nel tuo luogo sicuro dove si trovano tutte le risorse che hai depositato durante la tua vita e che ora curano le sofferenze del momento. Queste risorse sono nate dai bei ricordi che hai protetto dall'oblio. Nel tuo luogo sicuro trovi i ricordi felici della tua infanzia, dell'adolescenza, della tua prima età adulta, di tutta la tua vita. Ricordi di gioia e felicità, e anche ricordi di esplorazioni e di scoperte. Sii consapevole che nel tuo luogo sicuro trovi il tuo rifugio da sofferenza e dolore, perché sai per esperienza che tutto passa. Ogni sofferenza che hai patito appartiene al passato e ti ha insegnato qualcosa che non avresti potuto imparare altrimenti.

Dopo aver recuperato le diverse risorse e con queste curato le sofferenze, è arrivato il momento di esplorare un mondo pieno di possibilità. Questo è il luogo in cui puoi lasciare libera la tua creatività che ti fa andare fuori dagli schemi, che ti fa intravedere un rimedio laddove altri vedono solo problemi. È un luogo dove il pensiero magico allarga la tua visione con la quale scopri ciò che è invisibile con gli occhi. È con l'occhio della tua mente aperta che ora vedi che c'è una nuova soluzione a cui non avevi ancora pensato. Accoglila e ringrazia la parte creativa che adesso ti ha permesso di essere libero di esplorare le tue potenzialità.
Nel tuo rifugio sacro puoi anche coltivare la curiosità per quanto riguarda quello che vuoi fare nel tuo futuro. Mentre stai pensando alla tua vita già trascorsa, con i suoi alti e bassi, puoi rivolgere l'attenzione al tuo futuro, al futuro in cui vuoi dare un senso di completezza al tuo vero sé.

Rivisitare il passato con le risorse del presente

La meditazione appena esposta suggerisce varie forme di viaggio nelle diverse dimensioni temporali del passato, presente, futuro. Si va nel passato con le risorse di oggi per risanare antiche ferite psichiche, si va a estrarre dalla memoria le risorse per attivare e riportare alla luce quelle che servono nel presente.

La meditazione può risvegliare il ricordo di un qualche episodio del passato, ma non come se si tornasse indietro al momento in cui è accaduto, quando non si conoscevano ancora le conseguenze di quell'episodio. La meditazione, al contrario, provoca una rivisitazione dell'evento trascorso utilizzando le informazioni ottenute successivamente all'evento stesso. Tali informazioni nel tempo si sono trasformate in nuove conoscenze, acquisite grazie non tanto a ciò che è accaduto, quanto alle sue ripercussioni o conseguenze.

Rivisitare l'evento del passato con le risorse del presente opera una ristrutturazione cognitiva ed emotiva. Ciò porta una nuova comprensione dei ricordi del passato che può modificare i significati prima attribuiti all'evento, in quanto ne contempla le riflessioni e gli apprendimenti successivi.

Ecco un esempio di questo tipo di meditazione.

Meditazione per comprendere i ricordi del passato

Concentra l'attenzione nel qui e ora, nel momento presente che stai vivendo, con la consapevolezza che appartieni al futuro del passato perché sai tutto ciò che è già accaduto sino al momento presente. Dal punto di vista del momento presente, puoi adesso tornare a un ricordo del passato in cui incertezze, timori, ansie ti facevano temere qualcosa che oggi sai non essere avvenuta. Con la consapevolezza di oggi puoi rassicurare quella parte di te che è ancora impaurita per qualcosa che non si è mai verificato.

La meditazione inoltre aiuta a enucleare le risorse a disposizione nel presente e fa cogliere ciò che è davvero rilevante, in modo da relegare sullo sfondo ciò che è marginale. Fa andare nel futuro per stimolare intuizioni e sentimenti costruttivi e progettare migliori scenari di vita, dopo aver ristrutturato gli eventi dolorosi del passato e aver stimolato le risorse del presente.

Ecco un esempio di questo tipo di meditazione.

Meditazione per stimolare le risorse del presente

Con la consapevolezza di vivere nel presente, identifica ora le risorse che sai di avere a disposizione e che ti sono utili per realizzare il progetto a cui tieni. Lascia che ti vengano alla mente alcuni progetti che hai già realizzato e riconosci le risorse che hanno maggiormente contribuito a realizzarlo.

Identifica ora risorse emotive quali perseveranza, tenacia, fiducia, ottimismo. Sii consapevole di possederle e di poterle usare ogni volta che ne hai bisogno.

Identifica ora risorse cognitive quali chiarezza di idee, un progetto preciso, una verifica di fattibilità, mezzi appropriati. Sii consapevole di possederle e di poterle usare ogni volta che ne hai bisogno.

Identifica ora anche alcune risorse esterne quali le persone che ti hanno aiutato, mezzi e tempi necessari. Sii consapevole di possederle e di poterle usare ogni volta che ne hai bisogno.

Dopo aver risvegliato le risorse interne ed esterne che ti sono state utili nel passato, e dopo aver riconosciuto di averle, identifica quelle di cui hai bisogno oggi per realizzare quel progetto cui tieni.

Prospettare scenari futuri

La meditazione che stimola l'immaginazione creativa contribuisce a ideare progetti realistici e potenzialmente utili. Rende anche la persona più pronta ad affrontare eventuali difficoltà e a superare possibili ostacoli. Nella meditazione del presente si crea una memoria del futuro che prepara atteggiamenti e comportamenti utili in momenti significativi che devono ancora accadere, ma che il soggetto contribuisce a far succedere avendoli creati con la propria immaginazione anticipatrice.

Sia che evochi ricordi del passato sia che favorisca la creazione di scenari futuri, la meditazione è dinamica e vivace, in grado di stimolare diverse e rapide associazioni e di liberare desideri latenti. Può anche confortare e consolare, ma soprattutto è in grado di consolidare i punti forti, rinforzare quelli deboli e fornire la spinta per l'evoluzione personale e professionale di chi la pratica.

La meditazione è sintetica: favorisce cioè il processo globale e intuitivo di integrazione e di armonizzazione dei diversi livelli di consapevolezza che arricchiscono la complessa personalità di ciascuno di noi.

VARI TIPI DI MEDITAZIONE

L'oggetto della meditazione

A seconda del tipo di concentrazione che si intende attivare si possono utilizzare diversi tipi di meditazione.

Meditazione riflessiva

Nella meditazione riflessiva il soggetto viene invitato a rivolgere l'attenzione verso il suo mondo interno composto da sensazioni, pensieri, emozioni, ricordi, immaginazioni, oppure verso elementi della natura o anche verso simboli universali. Questi stimoli favoriscono una riflessione consapevole basata sulla concentrazione e sulla visualizzazione di colori, elementi naturali, esperienze pregresse.
Questo tipo di meditazione offre possibilità diverse, ha scopi diversi, attiva parti del cervello diverse e si avvale di differenti tecniche. Tutte possono utilmente rientrare nella pratica personale, in quanto ciascuna con la sua specificità conduce in un viaggio interiore di esplorazione di se stessi.
La meditazione riflessiva è caratterizzata dalla presenza di un oggetto, reale o simbolico, che diventa il fulcro della riflessione.

L'oggetto viene osservato attentamente e scomposto in parti diverse per giungere ad averne una piena e profonda comprensione, allontanando sia pensieri caotici o casuali, sia la noia, l'inerzia o l'intorpidimento mentale.

La meditazione riflessiva porta a divenire consapevoli delle reazioni del corpo e della mente agli stimoli offerti dalla riflessione. Colui che medita viene invitato a essere consapevole di ciò che la mente pensa, delle associazioni che emergono, delle sensazioni e delle emozioni. In particolare, il soggetto può diventare consapevole di ciò che pensa e riconoscere che tipo di pensiero è: positivo o negativo, già pensato tante volte o nuovo, giudicante, limitante o aperto e incoraggiante...

La meditazione invita a riconoscere che i pensieri sono solo dei pensieri: non sono oggetti, né cose concrete, ma solo frutto della nostra mente. Dunque, possiamo riconoscere che i nostri pensieri *sono veri*, ma che *non necessariamente dicono il vero*. Quando pensiamo che un lavoro andrà male per esempio, è vero che stiamo pensando che il lavoro andrà male... ma si tratta semplicemente di un pensiero, e questo pensiero non ha alcun potere predittivo di ciò che succederà.

Lo stesso vale per le emozioni. Qualsiasi emozione proviamo, è solo un'emozione; come tale ha una sua durata, qualità, intensità, ma è solo un'emozione che passa e va, si trasforma. Solitamente le emozioni partono da una sensazione fisica o da un pensiero. Tornando all'esempio del pensiero appena esposto – "il lavoro andrà male" -, la sensazione associata a tale pensiero può essere una certa tensione, e l'emozione può variare da una leggera preoccupazione a paura, a vera e propria angoscia, a seconda di quanto crediamo ai nostri pensieri anticipatori.

Durante la meditazione il soggetto è invitato a essere consapevole che sta meditando, e nel contempo che sta osservando le reazioni del suo corpo e della sua mente. Focalizzare l'attenzione sui propri meccanismi interni serve non solo ad accrescerne la consapevolezza, ma anche la capacità di governo.

Meditazione analitica

La meditazione analitica propone un oggetto concreto su cui riflettere, un tema reale, filosofico o intellettuale, su cui dirigere la mente per indagarlo, esplorarlo o approfondirlo. Può essere un dubbio, un concetto, una frase significativa, un sentimento importante, un aneddoto o una metafora. Può trattarsi anche di una decisione da prendere che il praticante andrà a esplorare fino a ottenere una maggiore comprensione o raggiungere un *insight*, un *mindsight*, una risposta dall'interno.

Per il Dalai Lama la meditazione analitica "stimola la capacità di ragionamento, producendo un cambiamento interiore grazie all'indagine e all'analisi sistemica. Risulta così possibile servirsi correttamente dell'intelligenza umana, ovvero della capacità razionale e analitica, al fine di elevare il livello di comprensione e il senso di soddisfazione per la propria esistenza".

Questo tipo di meditazione si affida alle capacità analitiche del praticante che approfondisce ed esplora il contenuto meditativo da tutti i punti di vista al fine di comprenderne ogni aspetto utile. Durante la meditazione la mente rimane consapevole, vigile, cosciente, concentrata sul contenuto della sua speculazione, nella quale si immerge sempre più.

L'indagine analitica compiuta nel corso della meditazione può essere utile anche per ottenere una visione più limpida dell'oggetto della riflessione. Durante la meditazione avviene infatti una sorta di de-condizionamento e di ri-condizionamento, di de-strutturazione e di ri-strutturazione; dopo la meditazione il praticante raggiunge una maggiore chiarezza dei significati rilevanti e un orientamento più definito.

Meditazione concentrativa

Nella meditazione concentrativa la mente concettuale rimane silente, scevra di qualsiasi razionalizzazione, commento, giudizio o intellettualizzazione. Il suo fine è di raggiungere uno stato di contemplazione pura, senza l'accompagnamento di alcun processo analitico. In questo tipo di meditazione la concentrazione è solitamente sul respiro, su un'immagine, su un suono, senza alcuna elaborazione concettuale.
La riflessione è concentrata su un unico punto, allontanando dalla percezione distrazioni provenienti dalla realtà esterna; il centro dell'attenzione viene accolto così com'è e per quello che è, con lo scopo di creare calma, distacco e pace in colui che medita, facendo cessare le fluttuazioni della mente.
La meditazione mira a distaccarsi dal flusso di pensieri che si susseguono senza sosta, talvolta anche in modo caotico, disordinato, per raggiungere uno stato di consapevolezza che va oltre la mera identificazione con le proprie riflessioni.

Talvolta la meditazione cerca l'assenza di pensieri, con l'obiettivo di liberare la mente, di purificarla da riflessioni ed emozioni non più necessari non solo perché vecchi e obsoleti, ma soprattutto perché limitanti. È tuttavia importante sviluppare, raggiungere e saper mantenere una mente tranquilla, capace di riconoscere i propri pensieri, accoglierli con benevolenza e lasciarli andare, sapendo che tutto è destinato a passare e cambiare.

Solitamente la meditazione inizia con una fase preliminare di rilassamento, utile per ottenere una maggiore e migliore ricezione dei messaggi impliciti, cui segue la narrazione, con la descrizione di una o più visualizzazioni. I messaggi impliciti di alcune meditazioni evocano atteggiamenti di fiducia, curiosità, speranza.

Una tipica meditazione concentrativa invita il soggetto a focalizzare l'attenzione sul respiro, come per esempio quella che segue.

Meditazione sul respiro/1

Adotta una postura comoda e rilassante e concentra l'attenzione sul tuo respiro. Fai un bel respiro profondo e senti l'energia che entra nel tuo corpo attraverso la respirazione. Concentra ora l'attenzione sulle parti del tuo corpo che sono già rilassate e su quelle che invece hanno ancora un po' di tensione. Rilassa ora anche quelle parti per espandere il rilassamento su tutto il corpo.

Presta attenzione al tuo respiro, all'inspirazione, alla brevissima pausa e poi alla espirazione, e nuovamente alla pausa. Osserva come il tuo corpo si rilassa sempre più man mano che diventi consapevole della inspirazione, pausa, espirazione, pausa.

La meditazione può anche invitare il soggetto a contare durante le fasi di inspirazione, pausa ed espirazione. Ecco un esempio.

Meditazione sul respiro/2

Adotta una postura comoda e rilassante e presta attenzione al tuo respiro. Immagina che il tuo modo di respirare segua i lati di un quadrato, un quadrato formato da quattro lati uguali. Comincia ora a contare da uno a quattro durante la fase della inspirazione, seguendo con l'occhio della mente il primo lato del quadrato; conta da uno a quattro durante la pausa, seguendo con l'occhio della mente il secondo lato del quadrato; conta da uno a quattro durante l'espirazione, seguendo con l'occhio della mente il terzo lato del quadrato; conta da uno a quattro durante la pausa, seguendo con l'occhio della mente il quarto lato del quadrato.

Osserva come il tuo corpo si rilassa sempre più man mano che diventi consapevole del tuo respiro caratterizzato da quattro tempi di inspirazione, quattro di pausa, quattro di espirazione, quattro di pausa.

Un'altra meditazione sul respiro può variare il tempo da dedicare alle fasi di inspirazione/espirazione e quello delle pause. Ecco un esempio.

Meditazione sul respiro/3

Dopo aver adottato una postura comoda e rilassante, presta attenzione al tuo respiro. Comincia a contare sino a cinque durante la fase della inspirazione, conta sino a due durante la pausa, per poi contare sino a cinque durante l'espirazione, e sino a due durante la pausa. Osserva come il tuo corpo si rilassa sempre più man mano che diventi consapevole del tuo respiro caratterizzato da cinque tempi di inspirazione, due di pausa, cinque di espirazione, due di pausa.

Un altro tipo di meditazione utile è quella che induce una sorta di scansione del proprio corpo. Ecco un esempio.

Meditazione sulla scansione del corpo

Dopo aver adottato una postura comoda e rilassante, presta attenzione a tutto il corpo, dalla testa ai piedi e dai piedi alla testa, e rilassa le parti nelle quali noti un po' di tensione. Rilassa i muscoli del viso, separa leggermente le labbra e i denti; per rilassare ancora di più i muscoli del viso, fai ora un lieve sorriso che si espande su tutto il corpo. Verifica che le palpebre siano delicatamente posate sui tuoi occhi, così da concentrare lo sguardo dentro di te. Ora che i muscoli del viso e del corpo sono rilassati, sposta l'attenzione sui piedi. Senti il contatto con le calze, le scarpe e poi con il pavimento. Sii consapevole dell'appoggio dei piedi sul pavimento e avverti la sensazione di stabilità e solidità che si espande dai piedi a tutto il corpo.
Muovi ora l'attenzione verso l'alto, senti la curvatura delle ginocchia e avverti come queste ammorbidiscono la tua postura, rendendo flessibili le tue gambe. Sposta ora l'attenzione sulle cosce e sui glutei comodamente appoggiati sulla sedia. Senti la differenza tra i diversi punti di contatto, i piedi per terra, le cosce e glutei sul sedile, e la schiena sullo schienale. Questi punti di contatto e di appoggio ti fanno sentire comodo e protetto, avvolto dalla sedia che

abbraccia il tuo corpo. Senti che ti rilassi sempre più, affidando il peso del corpo fisico alla sedia così che la tua mente diventa più leggera.

Sposta ora l'attenzione sulle spalle e verifica che siano piacevolmente rilassate, lontane dalle orecchie così da rendere le braccia morbide. Lascia che le mani si appoggino sulle cosce e avverti la piacevole sensazione di armonia del tuo corpo. Così come le tue mani sentono il contatto con le cosce, anche la pelle delle cosce sente la presenza delle tue mani, avvertendo la temperatura, la pressione e la posizione di ogni singolo dito.

Ora che hai fatto la scansione di tutto il corpo puoi anche riconoscere quali parti hanno bisogno di un piccolo aggiustamento per aumentare il tuo comfort. Fai tutti gli aggiustamenti che il tuo corpo ti suggerisce. Ora manda il respiro in quelle parti che hanno bisogno di una maggiore attenzione da parte tua. Senti come, man mano che il respiro raggiunge le parti del corpo che hanno bisogno della tua cura, queste si rilassano sempre più, rendendoti consapevole di un diffuso benessere che si irradia nel corpo e nella mente.

Con un bel respiro profondo ora puoi concludere questa meditazione e tornare a prestare attenzione ai piedi per terra, che contribuiscono a farti sentire padrone del tuo equilibrio e nel contempo della tua abilità di alzarti dalla sedia per andare nella direzione che adesso vuoi dare alla tua vita.

Come avrete notato, alcune meditazioni partono dal rilassamento del corpo per stimolare il rilassamento della mente. Altre invece partono dalla consapevolezza delle emozioni per rilassare mente e corpo, come quelle proposte nel prossimo capitolo.

Meditare su emozioni e atteggiamenti

Alcune meditazioni sul respiro possono essere adattate per evocare diverse emozioni – allegria, calma, pace, armonia... – che si intende portare dentro di sé con l'inspirazione ed espandere intorno a sé con l'espirazione. Quando il praticante è rilassato può accompagnare la respirazione con l'emozione, l'energia o l'atteggiamento di cui ha bisogno in quel momento, come nell'esempio che segue.

Ora che sei consapevole del tuo stato di rilassamento, fai un bel respiro profondo e immagina di portare dentro di te l'emozione che hai bisogno di sentire in questo momento.
Mentre fai un bel respiro profondo puoi dire a te stesso: "Inspiro rilassamento dentro di me", e mentre espiri puoi dire a te stesso: "Espiro rilassamento intorno a me".

Se invece si desidera entrare in uno stato di gioia, serenità, calma o pace, si può recitare dentro di sé ciò che l'esempio seguente suggerisce.

Mentre inspiro porto gioia dentro di me e mentre espiro porta gioia intorno a me.
Mentre inspiro porto serenità dentro di me e mentre espiro porto serenità intorno a me.
Mentre inspiro porto calma dentro di me e mentre espiro porto calma intorno a me.
Mentre inspiro porto pace dentro di me e mentre espiro porto pace intorno a me.

Spesso sentiamo che le nostre emozioni sono talmente intense e durature da perdere la loro funzione di "intelligenza primaria", che è quella di farci identificare la reazione adatta a quello specifico stimolo, di quello specifico contesto, momento per momento, senza generalizzazioni o sovrapposizioni. Le emozioni dovrebbero rappresentare infatti un'utile protezione, inducendoci a reagire in modo appropriato agli stimoli che riceviamo, dopo averne attentamente valutato sia la qualità, sia la nostra capacità di farvi fronte. È importante soffermarsi sulla qualità dello stimolo che ci troviamo a fronteggiare, ovvero constatare se è interno o esterno, vissuto con nostalgia, con soddisfazione o in altro modo. Uno stimolo del passato, per esempio, può essere ricordato con risentimento, segno che non è stato sufficientemente elaborato, oppure con rancore, a dimostrazione del fatto che è stato oggetto di una rabbia che non ha avuto l'attenzione che meritava. Altre volte invece proviamo rimpianto per qualcosa che avremmo potuto fare ma che non abbiamo fatto, o rimorso di qualcosa che non avremmo dovuto fare e che ha causato male ad altri, non importa se intenzionalmente o no.
Lo stimolo può altresì essere esterno: il comportamento di una persona significativa o di un estraneo, un attacco alla dignità

della persona o alla società, un episodio occasionale e fortuito, sporadico e accidentale o intenzionale, oppure un evento premeditato e frequente.
È inoltre importante riconoscere se lo stimolo è già noto e/o ricorrente: in tal caso potrebbe suscitare noia o disappunto o anche delusione, perché si coltivava l'illusione di un'evoluzione o un cambiamento che non ci sono stati. Quando lo stimolo appare nuovo, la reazione può essere di sorpresa, sgomento, spavento; tutte emozioni immediate che richiedono una successiva fase di comprensione della qualità dello stimolo.
Noia e spavento sono emozioni che necessitano un processo di ulteriore elaborazione in termini reattivi: la noia ci informa che il tempo che stiamo dedicando a una certa attività è eccessivo e ci stimola a trovare un diversivo; lo spavento ci avvisa di un improvviso probabile pericolo ed esige un'attenta valutazione del rischio. Lo spavento si trasforma in sollievo quando si scopre, per esempio, che il rumore che ci ha fatto sobbalzare era un fuoco d'artificio e non una bomba; oppure si trasforma in paura che fa scappare o lottare.

Tra le emozioni di base, paura e rabbia richiedono una particolare consapevolezza affinché possano assolvere la loro funzione positiva di protezione, invece di trasformarsi in qualcosa di limitante che blocca e irrigidisce. Vediamole entrambe.

Paura

La paura è una delle emozioni di base, assieme a rabbia, disgusto, gioia, dispiacere, curiosità. La paura è fondamentale in quanto ci protegge dai pericoli: è perciò indispensabile per la sopravvivenza. Coloro che grazie a questa emozione sono sopravvissuti ai pericoli delle epoche precedenti hanno infatti consentito a noi di nascere.

La paura segnala un pericolo, spesso collegato alla vita stessa, e induce a mettere in atto delle risposte automatiche di attacco, fuga, immobilità. Quando riteniamo di essere in grado di difenderci attacchiamo, aggrediamo, affrontiamo apertamente il pericolo. Quando invece ci rendiamo conto che non siamo in grado di combattere ci diamo alla fuga, sperando di correre più velocemente di chi o di ciò che ci minaccia. Altre volte un'ottima strategia di sopravvivenza è immobilizzarsi in modo da sembrare morti, così che l'aggressore possa deviare l'attenzione su qualcos'altro.

Talvolta però la paura provata di fronte a un pericolo concreto si generalizza. La generalizzazione fa provare paura anche quando il pericolo non è imminente né realistico, ma esiste solo nella nostra immaginazione. La generalizzazione non risponde più allo stimolo reale e contingente ma a una rappresentazione interna creata da una precedente esperienza. L'esperienza generalizzata genera un pensiero fisso, una convinzione limitante che viene automaticamente alimentata. Talvolta la paura generalizzata è stata indotta dal comportamento di qualche famigliare che ha trasferito o "insegnato" la paura come atteggiamento da adottare a fronte di stimoli improvvisi e apparentemente minaccianti.

Meditazione sulla paura

Ricorda ora la sensazione che il tuo corpo prova quando hai paura. Localizza la sensazione in quella particolare parte del tuo corpo e immagina di mandare il respiro proprio in quella zona, sapendo che il respiro ha la funzione di calmare la paura. Sii consapevole che nel momento in cui stai facendo questa meditazione sei al sicuro, sei tranquillo e la paura è solo qualcosa che la tua mente e il tuo corpo ricordano. Sii consapevole di tutte le risorse che hai nel momento presente, delle competenze che hai ora nella tua vita e che contribuiscono a renderti ciò che sei.

Con la consapevolezza delle tue risorse e capacità, immagina ora di parlare con la paura, come se fosse una tua cara amica. Dalle il benvenuto e ringraziala per tutte le volte che ti è stata utile perché ti ha segnalato la presenza di un rischio o di un pericolo. Riconoscile la funzione di averti messo in guardia per farti meglio affrontare quello che pensavi fosse un pericolo.

Ora che sei nel futuro di tutto ciò che è accaduto nel passato, identifica le volte in cui la paura ha funzionato come un campanello d'allarme che tu hai ascoltato e che ti ha spinto a difenderti. Riconosci la funzione positiva della paura e ringraziala anche per quelle volte in cui il segnale d'allarme ha suonato a sproposito, stimolando un eccesso di reazione.
Riconosci nella paura un'alleata preziosa che può farti da angelo custode, ponendosi al tuo fianco, così da non dominarti più dall'interno. Tienila al tuo fianco affinché ti accompagni nei momenti difficili, quando hai bisogno della sua protezione. Chiedi alla paura di stare al tuo fianco e di proteggerti con segnali tempestivi e chiari. Dille che adesso può fidarsi di te e della tua capacità di difenderti dai pericoli, così che da ora in poi non ha più bisogno di dominarti né di possederti.

Rabbia

La rabbia ha una funzione etica che consiste nell'indicarci che qualcuno non sta rispettando i nostri diritti e i nostri confini. La rabbia può provocare indignazione e promuovere aperte proteste per difendere i diritti di chi ha subito abusi, violenze, soprusi. In quanto emozione etica la rabbia va accolta, riconosciuta e apprezzata proprio per il suo valore di difesa della giustizia, dell'equità, dei confini.
Se avere paura solitamente non piace, provare rabbia può invece piacere: chi la avverte ha l'impressione di essere pieno di energia, si sente forte, pronto a combattere, a urlare, ad aggredire per diritto di legittima difesa.

Sovente però le manifestazioni di aggressività associate alla rabbia sono considerate eccessive, e la persona irata viene ritenuta incapace di controllarsi o di dominare l'intensità emotiva. La consapevolezza dei propri diritti e dei motivi che stimolano la rabbia può portare a riconoscere questa emozione come intelligente e funzionale. In tal modo se ne può governarne l'intensità e la durata e trovare strategie efficaci per far valere i propri diritti senza aggredire chi ha provocato la nostra rabbia. Talvolta tuttavia la rabbia, proprio perché fa sentire forti e autonomi e rende aggressivi, nasconde paura e dispiacere, emozioni più difficili da manifestare per il timore di essere considerati deboli o dipendenti.

Meditazione sulla rabbia

Ricorda ora la sensazione che il tuo corpo prova quando senti rabbia. Localizza la sensazione in una particolare parte del tuo corpo e immagina di mandare il respiro proprio in quella zona. Immagina che il respiro calmi la rabbia. Accogli ora la rabbia come un'emozione di base che ti protegge dai soprusi e dagli abusi, pronta a farteli riconoscere per stimolare in te comportamenti appropriati a farti rispettare. Ricorda le volte in cui la rabbia ti ha segnalato che qualcosa o qualcuno non stava rispettando i tuoi diritti, le volte in cui ti ha reso consapevole che era arrivato il momento di difendere i tuoi confini, e ti ha suggerito che dovevi fare qualcosa per farti rispettare. Osserva attentamente lo stimolo esterno: chi era la persona che non ha rispettato i tuoi diritti, quando e dove è successo l'episodio. Rifletti su cosa hai imparato su quella persona, su te stesso, sulla vostra relazione.

Ora che hai riflettuto su quell'episodio di rabbia e hai capito qualcosa che non avevi ancora compreso, lascia che il tuo inconscio ti faccia ricordare un altro momento in cui la rabbia che hai provato nascondeva in realtà un'altra emozione. Esplora attentamente quale emozione la rabbia ti ha consentito di nascondere e accogli anche questa. Riconosci ora che sia la rabbia sia l'emozione nascosta dalla rabbia ti sono alleate. Sono utili perché ti aiutano a capire ciò che desideri, ciò cui dai valore, ciò che è veramente importante per te e nella relazioni con gli altri.

Ringrazia la rabbia e chiedile di aiutarti a regolare l'intensità e la durata, così da poterla manifestare con gesti e parole che comunichino la tua emozione in modo appropriato. Ringrazia anche l'altra emozione, dalle il permesso di non nascondersi più dietro la rabbia. Chiedile di manifestarsi apertamente e naturalmente. Promettile che le darai ascolto.

Perdono

Il perdono è un dono che una persona offesa e ferita fa a chi ha perpetrato l'offesa. Perdonare significa riconoscere la differenza tra la persona che ha fatto del male e l'azione commessa. Perdonare invita a concentrarsi sul presente, lasciare andare il passato, contestualizzandolo, collocandolo nel tempo e nello spazio dell'offesa o del male subito. Perdonare significa non serbare rancore e libera dal peso della sofferenza accumulata.
Chi è capace di perdonare gli altri è capace anche di perdonare se stesso per il male provocato ad altri, anche se non intenzionalmente. Ci si può perdonare anche per il male provocato a se stessi per aver consentito ad altri di ferirci, mostrando comportamenti ambigui di condiscendenza, o magari per eccessiva fiducia basata sull'illusione che quella persona non ci avrebbe fatto del male.

Meditazione sul perdono

Ricorda una persona che in una certa circostanza ha fatto o detto qualcosa che ti ha provocato una sofferenza che ancora oggi non si è attenuata. Pensa ora a quanto tempo è passato da allora e a quante energie hai già dedicato a quell'episodio che è collocato nel tempo in cui è accaduto e nel luogo in cui è accaduto. Sii consapevole che tu ora vivi nel presente, ovvero in un altro tempo e in un altro luogo. Riconosci che è arrivato il momento di chiudere la parentesi di quell'evento, così da lasciarti libero di vivere il presente senza i residui del passato.

Immergiti ora in una dimensione di perdono, in cui senti una calma e benefica sensazione di pace dentro di te e intorno a te, con te, con gli altri, con il mondo. Senti che il perdono ti avvolge in una dimensione di armonia con l'universo di cui fai parte e di cui tu sei una parte importante che contribuisce al tutto.

Gentilezza

La gentilezza è un atteggiamento che corrisponde a una predisposizione verso gli altri fatta di grazia, premura, sorriso, cortesia. Chi è gentile è anche benevolo nei confronti di se stesso e degli altri perché riconosce in ciascuno quel misto che c'è in ognuno di noi fatto di bene e male, apertura e chiusura.
La gentilezza porta a vedere il bene e il buono negli altri, a connotare in modo positivo anche le azioni che potrebbero nuocerci, a vivere il presente come momento passeggero, come passeggero è il passato che non c'è più. Chi è gentile è premuroso, intuitivo e cortese: tende a mettere gli altri a proprio agio, a creare un clima di accoglienza, senza imposizioni, giudizi o pretese. Chi è gentile mantiene la calma anche quando gli altri la perdono e trasforma un impulso aggressivo in uno di accoglienza, riflessione e comprensione.

Meditazione sulla amorevole gentilezza

Pensa alle volte in cui hai ricevuto un gesto o una parola gentile da uno sconosciuto. Ripensa all'episodio e a come lo hai gradito, proprio perché inaspettato, non dovuto: un gesto del tutto gratuito da parte di una persona naturalmente gentile che non voleva niente in cambio.

Pensa ora a quella volta in cui tu sei stato istintivamente gentile con una persona che non avevi mai visto prima e che non hai più rivisto. Ricorda come quel gesto ti sia stato suggerito dal tuo essere un essere umano che ha colto in quella persona un desiderio, un bisogno che tu in quel momento potevi e volevi soddisfare.

Pensa ora a una persona cara che è spesso gentile con te: ricorda alcuni semplici episodi in cui questa persona ha manifestato la sua gentilezza, senza mai pretendere niente in cambio, e di come la sua gentilezza ti abbia riempito di gioia.
Pensa ora alle volte in cui tu sei stato gentile con una persona cara e di come questa tua gentilezza abbia portato gioia a te stesso e all'altra persona.
Immergiti ora nella piacevole sensazione di amorevole gentilezza che hai dato e ricevuto; sii consapevole di come questa sensazione può contribuire ad aumentare la tua sensazione di benessere, gioia e appartenenza al mondo degli affetti.

Ora rivolgi pensieri di amorevole gentilezza nei confronti di persone care, augurando loro di essere amorevoli e gentili con se stessi e con gli altri.
Rivolgi ora pensieri di amorevole gentilezza nei confronti di persone che ti sono indifferenti, augurando loro di essere amorevoli e gentili con se stesse e con gli altri.
Rivolgi pensieri di amorevole gentilezza nei confronti di persone che talvolta sono state sgarbate con te, augurando loro di essere amorevoli e gentili con se stesse e con gli altri.

Rivolgi pensieri di amorevole gentilezza nei tuoi confronti, augurandoti di ricordarti di essere amorevole e gentile con te stesso e con gli altri.

Gratitudine

La gratitudine è un sentimento intimo e cordiale di riconoscenza nei confronti di chi è stato gentile, premuroso e generoso con noi. È anche una disposizione d'animo alimentata da un profondo affetto nei confronti di chi ci ha fatto sentire bene e ci ha fatto del bene.

La gratitudine è come un muscolo che va allenato con il ricordo del beneficio ricevuto e con il desiderio di poterlo ricambiare, non solo con un semplice "grazie" ma anche con sentimenti e azioni di riconoscenza e di reciprocità.

La gratitudine ci fa sentire un profondo senso di appartenenza non solo al nostro ristretto gruppo di parenti e amici, ma anche al genere umano: siamo grati alla vita che ci ha dato tanto, nel bene e nel male.

Il sentimento di gratitudine può essere provato ed esercitato anche nei confronti della bellezza della natura, dell'arte, nei confronti dei contributi della scienza e della tecnologia che portano innumerevoli benefici e agi alla nostra vita. Provare gratitudine ci fa anche sentire parte della natura, della cultura, della scienza e della tecnologia, così come dell'universo nella sua globalità.

Meditazione sulla gratitudine

Entra in contatto con un senso di gratitudine che provi per il semplice fatto di essere vivo e di sentire le sensazioni e le emozioni che il tuo corpo ti invia. Ora senti gratitudine per l'aria che respiri, per l'acqua che ti disseta, per il cibo che ti nutre, per il sole che ti scalda, per la pioggia che nutre il terreno che fa crescere i prodotti della terra di cui ti nutri. Senti gratitudine per la bellezza di un tramonto o di un cielo stellato, per la tenerezza di un sorriso di un bambino, per l'amore incondizionato che il tuo animale preferito manifesta per te.

Senti gratitudine nei confronti dei tuoi antenati che sono sopravvissuti ai pericoli della loro vita per contribuire alla tua nascita, senti gratitudine per i tuoi genitori che ti hanno messo al mondo e ti hanno protetto, accudito, nutrito sino a quando ne hai avuto bisogno, lasciandoti poi libero di andare per la tua strada.

Senti gratitudine per i tuoi maestri che ti hanno insegnato a leggere, a scrivere, a fare di conto, che ti hanno mostrato il valore della curiosità e l'amore per il sapere, per il conoscere.

Senti ora gratitudine per tutte le persone che ti hanno voluto bene, che ti hanno dato affetto, compagnia, e ti hanno indicato i valori universali della vita, dell'appartenenza, del volersi bene e del rispettarsi.

Senti anche gratitudine nei tuoi confronti per ciò che di buono e di bello ti dai.

Accettazione incondizionata

L'accettazione incondizionata è quell'atteggiamento che gli stoici, San Francesco e la psicologia positiva del buddhismo invitano ad avere nei confronti di ciò che non si può modificare perché non dipende da noi. Non dipende da noi ciò che deriva da altre persone, dal caso, dalla fortuna. Non dipende da noi ciò che è già accaduto, perciò immodificabile, o ciò che appartiene al futuro, perciò imperscrutabile.

L'accettazione incondizionata serve a calmare la mente per calmare il corpo in modo da spostare le energie sui cambiamenti che invece sono possibili: quelli che riguardano noi stessi.
Non possiamo cambiare il passato. Possiamo invece modificare la rappresentazione che ne abbiamo, dando significati diversi ad eventi oramai accaduti.
Non possiamo cambiare gli altri, ma possiamo modificare il nostro modo di rapportarci con loro, accettando ciò che non ci piace. Possiamo modificare il modo di comunicare con loro, così da sorprenderli e perciò stimolare in loro una reazione diversa.
Non possiamo conoscere ciò che il futuro ci riserva. Quello che però possiamo fare è impegnare le nostre energie per contribuire a far accadere ciò che ci piacerebbe accadesse, senza essere delusi se poi la realtà sarà diversa dalle nostre aspettative o dai nostri sogni.

Meditazione sull'accettazione incondizionata

Rivolgi la tua attenzione consapevole a quello che sei oggi, alla tua identità anagrafica, sociale, professionale e spirituale.
Rivolgi la tua attenzione consapevole all'età che hai oggi, e a come le varie esperienze hanno contribuito a farti diventare ciò che sei oggi.
Rivolgi la tua attenzione consapevole alla tua identità sociale, alla rete di relazioni che ti definisce e ti sostiene, ai familiari, amici e conoscenti, a coloro che sono pronti a offrirti il loro sostegno quando ne hai bisogno.

Rivolgi la tua attenzione consapevole alla tua identità professionale, alle tue conoscenze, competenze, al tuo ruolo o mansione e a come quello che fai oggi sia frutto di numerose variabili di cui solo una piccola parte hai potuto governare o controllare.
Rivolgi la tua attenzione consapevole alla tua identità spirituale che ti mette in contatto con la natura, con il genere umano cui appartieni, con la tua unicità e specificità che ti rende parte irripetibile del patrimonio dell'umanità, per il solo fatto di essere vivo.

Ora che hai la consapevolezza di alcune sfaccettature della tua identità, concentra l'attenzione su ciò che da quando sei nato a oggi ha contribuito a farti diventare ciò che sei, nel bene e nel male. Senti che è arrivato il momento di entrare in contatto con l'accettazione incondizionata nei confronti di tutto ciò che non puoi modificare, senti come questa accettazione incondizionata ti porta serenità, armonia, pace. Senti che ora sei pronto ad accettare ciò non puoi modificare di te, della tua famiglia, dei tuoi amici, del tuo lavoro, del tuo passato e del tuo presente. Sii consapevole che ora sei pronto ad accogliere con amorevole gentilezza ciò che non puoi modificare.

Volontà

La volontà è la determinazione di chi si impegna a perseguire i propri obiettivi, sia nelle buone abitudini quotidiane, sia nei traguardi a lungo termine. In quest'ultimo caso la volontà è sorretta dalla convinzione di poter/saper raggiungere un determinato obiettivo e del vantaggio che ne può derivare, senza farsi condizionare da altre persone, senza desistere a causa delle difficoltà che si possono incontrare nel percorso.

La volontà è una spinta che proviene da un desiderio autonomo o da un bisogno interno che orienta intenzionalmente le azioni in vista di un fine, consapevoli di scegliere in libertà. Essa è spesso identificata con la libertà, intellettuale e comportamentale, che esplora il dubbio per trovare la propria verità. Una cattiva volontà è invece un ostacolo in questa ricerca e causa errori di valutazione circa la propria autonomia e responsabilità.

La volontà è una spinta che porta ad agire con la prospettiva di perseguire il proprio obiettivo, adattandosi alle sorprese che la vita regala. Dalla volontà di evolvere nasce la possibilità del rinnovamento.

Meditazione sulla volontà

Concentra l'attenzione consapevole sulle volte in cui hai rifiutato qualcosa, in cui hai detto "no", sei andato contro qualcosa o qualcuno, hai detto "basta" a qualcosa che non ti andava più bene. Sii consapevole di come, quando, con chi, per cosa hai esercitato la volontà del "non voglio", "non voglio più", "basta". Sii consapevole dei vantaggi che questo tipo di volontà ti ha offerto in quanto ti ha evitato di accettare qualcosa che non eri disposto ad accogliere.

Concentra l'attenzione consapevole sulla volontà che hai esercitato quando hai detto "sì" a qualcosa che immaginavi ti sarebbe piaciuto. Ricorda cosa ti ha portato ad accettare, come, quando, con chi o per cosa hai esercitato la volontà che ti ha fatto riconoscere la voglia di accettare, la spinta ad accogliere. Riconosci sia l'intenzione che ti ha spinto, sia l'attenzione che ti ha mantenuto orientato nella direzione giusta.

Concentra ora l'attenzione su un'altra forma di volontà. Quella volontà che ti ha mantenuto focalizzato su un obiettivo a lungo termine, quella forza motivazionale che ti ha fatto superare ostacoli, difficoltà, interferenze, quella spinta che ti ha aiutato con intenzione e attenzione sino al raggiungimento dell'obiettivo.
Riconosci come questa forma di volontà è stata alimentata dalla tenacia e dalla fiducia di avere le risorse sufficienti per raggiungere la meta.
Riconosci che ti ha anche aiutato la convinzione che valeva la pena impegnarti fino in fondo perché sapevi che una volta raggiunto l'obiettivo, saresti stato soddisfatto. Sapevi che la soddisfazione avrebbe premiato i tuoi sforzi.

Ora che sei diventato consapevole dei diversi modi con cui hai esercitato la tua volontà, identifica il tipo di volontà di cui hai più bisogno in questo momento particolare della tua vita. Immagina adesso di esercitarla come si allena un muscolo, ogni giorno, nelle piccole cose, sino a quando il muscolo della volontà è diventato forte e flessibile, sino a quando hai acquisito l'abitudine di esercitare la tua volontà autonoma, spontaneamente, naturalmente, automaticamente.

Immaginare il cambiamento prima di attuarlo

Come si è visto nelle pagine precedenti, la meditazione può guidare un processo che stimola a percepire lo scorrere di pensieri e intuizioni, il fluire di sensazioni, emozioni, l'alternarsi di impulsi utili a recuperare il desiderio di padroneggiare alcune emozioni e situazioni importanti. La meditazione può dare energia a chi la pratica, fargli sperimentare quella necessaria attenzione, quella riflessione che invita a esplorare in modo sistematico alcune emozioni e idee fondamentali per acquisire l'abitudine di concentrare il pensiero su aspetti positivi e processi evolutivi.

La meditazione può invitare il praticante a rivolgere la mente su ciò che è essenziale, tralasciare ciò che è accidentale e fargli sperimentare padronanza. Può far ritrovare al praticante la capacità di correggere atteggiamenti e azioni, di trovare il giusto punto di equilibrio nei rapporti, di allenare i muscoli della consapevolezza in modo da poter riprendere la potestà della propria vita e riscoprire la soddisfazione che accompagna ogni risposta efficace.

Con la meditazione si possono creare nuove abitudini, dapprima cominciando semplicemente a immaginarle, sperimentando mentalmente il comportamento desiderato fino a quando le tensioni e le ansie non necessarie saranno superate e si avrà acquisito fiducia nelle proprie capacità.
Con la meditazione si può immaginare di vincere la timidezza situazionale inappropriata, operare gli opportuni cambiamenti nello stile di vita, superare barriere auto-imposte o convinzioni limitanti.
Un'adeguata ripetizione dell'immaginazione creativa serve da allenamento mentale utile per rafforzare atteggiamenti alternativi,

sino a trasformarli in nuovi comportamenti assertivi. La meditazione può essere praticata anche prima di una performance sportiva al fine di rinforzare l'allenamento mentale e di migliorare il rendimento grazie a una maggiore fiducia in sé.

Attivare la mente inconscia per capire il vero senso degli eventi

Meditare può aiutare il praticante a dare nuovi significati a eventi del passato, a dare una giusta dimensione a quanto accaduto, eliminando significati marginali, fermando le oscillazioni che alimentano ambiguità e incertezze.
Meditare può spingere il praticante a concentrarsi su compiti significativi, a dedicarvi l'attenzione contingente totale e a mantenere alta la motivazione. Tramite la meditazione si può riflettere su una decisione da prendere, definire una meta chiara, realistica, proiettare nel futuro i piani di azione per perseguirla servendosi della volontà che dà scopo e direzione, senza imposizioni restrittive.

La concentrazione della meditazione porta ad attivare la mente inconscia che va a trovare i significati soggettivi, personali di ciò su cui si sta lavorando. Il praticante può essere attivo nel provare un rilassamento profondo e avvertire uno stato particolare di coscienza, vicino alla trance ipnotica, che risveglia le risorse inconsce e fa riscoprire il proprio potere.

Meditare con mantra e mudra

Per agevolare lo stato di tranquillità della mente e del corpo può essere utile recitare alcuni mantra o preghiere. Concentrarsi sulle parole di un mantra o di una preghiera aiuta a liberare la mente da pensieri automatici.
La parola mantra viene da *man*, che in sanscrito vuol dire "pensiero", "mente", e *tra*, che significa "strumento che protegge". Un mantra è perciò uno strumento per pensare, un suono composto da sillabe, parole o frasi che si ritiene abbiano un potere protettivo e spirituale.
Spesso i mantra sono recitati accompagnati da mudra. La parola mudra deriva dalla combinazione di *mud*, "gioia", e *ra*, "suscitare". Un mudra è un gesto spirituale eseguito con le mani e le dita, un modo per racchiudere nelle proprie mani l'energia che porta gioia.

SA TA NA MA

Un mantra facile da praticare è composto da quattro semplici sillabe: SA TA NA MA. Ogni sillaba è accompagnata da una precisa posizione delle dita associata a sua volta a significati universali.

- Il mantra della sillaba SA significa cosmo, infinito, inizio, ed evoca il potere di Giove, padre di tutti gli dei. Va accompagnato con il mudra composto dall'unione tra il pollice e l'indice, di una o di entrambe le mani.
- Il mantra TA indica vita, esistenza, ed evoca il potere di Saturno, dio del cielo, del tempo cronologico, del libero arbitrio. Va accompagnato con il mudra composto dall'unione tra il pollice e il dito medio.
- Il mantra NA indica morte, ma anche cambiamento, trasformazione, e connette con il Sole, stella madre del sistema solare che dà luce e calore. Va accompagnato con il mudra composto dall'unione tra il pollice e l'anulare.
- Infine il mantra MA evoca rinascita, consapevolezza, illuminazione, compassione, ed è associato a Mercurio, messaggero degli dei. Il mudra è composto dall'unione tra il pollice e il mignolo.

Con il movimento del pollice che si sposta dall'indice al medio, all'anulare e infine al mignolo mentre si recita il mantra SA TA NA MA si evoca non solamente la protezione di Giove, Saturno, Sole e Mercurio, ma soprattutto il ciclo cosmico della vita, morte e rinascita.

Chi vuole praticare il mantra SA TA NA MA con i corrispettivi mudra può unire il pollice con l'indice, medio, anulare e mignolo mentre lo recita a voce alta per cinque minuti, lo sussurra per altri cinque minuti, e lo ripete dentro di sé per altri cinque minuti. Una volta acquisita questa semplice pratica la si può usare anche mentre si cammina o quando si è sui mezzi pubblici, ogni volta che si desidera evocare il ciclo cosmico di vita, morte e rinascita.

LAM VAM RAM YAM HAM OM

Questo mantra è legato ai chakra, ai quali è interamente dedicata la prossima sezione del libro. All'inizio richiede un po' di pratica per imparare ad associare la concentrazione sulla parte del corpo corrispondente al chakra con il suo colore che ne attiva l'energia, con il mudra e con il mantra che fa vibrare il chakra nella sua frequenza. Le prime volte è opportuno praticarlo da seduti.

Per il primo chakra, appoggia le mani sulle ginocchia con i palmi rivolti verso l'alto. Concentra l'attenzione sul chakra del perineo e componi il mudra unendo il pollice con l'indice di entrambe le mani; visualizza il colore rosso e pronuncia il mantra "Lam", associato alla divinità induista Brahma, il creatore.

Per il secondo chakra, concentra l'attenzione sul chakra del sacro, componi il mudra appoggiando le mani sul grembo con i palmi rivolti verso l'alto, la mano destra sopra la sinistra e i pollici che si toccano; visualizza il colore arancione e pronuncia il mantra "Vam", associato alla divinità induista Vishnu, il dio supremo.

Per il terzo chakra, sposta l'attenzione sul chakra del plesso solare, componi il mudra appoggiando le mani all'altezza dell'ombelico, con i palmi rivolti verso l'alto, la mano destra sopra la sinistra, e le punte dei pollici che si toccano; visualizza il colore giallo e pronuncia il mantra "Ram", associato alla divinità induista Rudra, dio della tempesta.

Per il quarto chakra, concentrati sul chakra del cuore, componi il mudra unendo il pollice e l'indice di entrambe le mani, appoggiando la mano sinistra sul ginocchio sinistro e la mano destra all'altezza del cuore; visualizza il colore verde e pronuncia il mantra "Yam", associato alla divinità induista Agni, dio del fuoco.

Per il quinto chakra, focalizza l'attenzione sul chakra della gola, componi il mudra intrecciando le dita delle mani e unendo i due pollici, tenendoli rivolti verso l'altro; visualizza il colore azzurro e recita il mantra "Ham", associato alla divinità induista Shiva, dio dalle mille forme.

Per il sesto chakra concentrati sul chakra del terzo occhio e porta le mani all'altezza del petto con le dita medie distese rivolte verso l'alto che si toccano, i pollici distesi che si toccano rivolti verso il petto, mentre le altre dita sono intrecciate; visualizza il colore indaco e recita il mantra "Om", associato anch'esso alla divinità Shiva, dio dalle mille forme.

Per il settimo chakra, concentrati sulla corona, in cima alla testa, e componi il mudra posizionando le mani all'altezza dello stomaco, contrapponendo i due anulari distesi verso l'alto, intrecciando le altre dita, con il pollice destro sotto quello sinistro; visualizza i colori violetto, oro e bianco e rimani in silenzio per almeno un minuto.

Una volta appresi i colori associati ai chakra e resi automatici i mudra, il mantra LAM VAM RAM YAM HAM OM può essere recitato in modo fluido.

Meditare sugli insegnamenti della natura

Altre meditazioni possono inviare suggestioni utili per stimolare il cambiamento e lo sviluppo delle proprie potenzialità. Si può per esempio meditare per instaurare rapporti equi basati sulla reciprocità, per riconoscere e far valere i propri diritti ed esprimere in modo assertivo le proprie posizioni. O ancora, si può meditare per utilizzare al meglio e potenziare la propria creatività, per imparare a seguire la propria volontà autonoma o i propri ideali e valori e a rispettare la propria spiritualità.

Per inviare messaggi evolutivi di questo tipo si può ricorrere agli insegnamenti della natura, che ama i cambiamenti, le differenze e i misteri, oppure ad archetipi o simboli universali. Questi messaggi possono essere nel contempo semplici e complessi. Semplici in quanto facilmente compresi da tutti, complessi in quanto rappresentano la manifestazione di una ricchezza che va oltre l'apparente semplicità.

Per esempio, durante una meditazione è semplice ricordare che la natura ama le differenze e perciò ha creato ogni animale, ogni

fiore e pianta, persino ogni filo d'erba e ogni fiocco di neve diverso da qualsiasi altro. Questo riferimento alla natura può essere poi enfatizzato dalla constatazione che anche ogni essere umano è unico e speciale, irripetibile e inimitabile.
Presento ora un esempio di meditazione sulle differenze che la natura insegna a riconoscere, apprezzare e utilizzare.

Meditazione sulle differenze

Immagina ora di immergerti nella natura, pronto a concentrarti su ciò che conosci del mondo animale, vegetale, minerale e umano.
Puoi lasciare la mente libera di ricordarti quanti animali domestici conosci e quanti sai che esistono anche se non li hai mai visti, per poi rivolgere l'attenzione agli animali selvaggi che conosci e a quanti sai che esistono pur senza averli mai visti. Fai una pausa e rifletti ora su come la natura ha differenziato non solo le specie di animali, ma anche ogni singolo animale all'interno della propria specie: sai che ci sono tante razze di cani e sai anche che all'interno di ogni razza ogni cane è unico e speciale in sé, non solo per il suo padrone.

Ora sposta l'attenzione sul mondo vegetale e lascia che la tua mente ti faccia riflettere su quanti tipi di verdura e frutta conosci e quanta sai che esiste anche se non l'hai mai vista né assaggiata. Rifletti sul fatto che non solo esistono tanti tipi di zucchine, ma anche che ogni zucchina è unica e speciale, come ben sa chi le cucina in modo diverso.
Pensa ora a quanti altri cibi la terra regala all'uomo affin-

ché possa nutrirsi in modo variegato: legumi, frutta secca, alghe, ognuno unico e speciale, come sanno bene i nutrizionisti.

Ora puoi spostare l'attenzione sui minerali di cui la terra è ricca e che contribuiscono non solo al nutrimento degli animali, delle piante e dell'uomo, ma anche a regalare bellezza e meraviglia.

Concentra ora l'attenzione su ogni persona che conosci, ancora una volta per scoprirne la sua unicità. Ogni persona, uomo o donna, giovane o vecchio, italiano o straniero, è unica e speciale, ognuna con le sue peculiarità appartiene al genere umano condividendo gli stessi diritti e doveri. Pensa ora alla tua unicità, a ciò che ti rende unico e speciale, diverso da qualsiasi persona che conosci o che hai conosciuto, compresi i tuoi genitori, i tuoi fratelli o sorelle o altri famigliari. Anche tu sei unico e speciale, con i tuoi gusti e preferenze; anche tu hai gli stessi diritti e doveri di ogni altra creatura al mondo. Perché questa è una legge della natura valida per tutti gli esseri viventi.

Oltre alla meditazione sulle differenze, talvolta può essere significativo riflettere anche sui cambiamenti che la natura ci fa sperimentare ogni secondo, minuto, ora, giorno, settimana, mese, anno. Ogni giorno è un nuovo giorno, che non è mai esistito prima e non esisterà mai più: ogni giorno il sole cambia l'ora in cui sorge e tramonta. Ogni mese mostra cambiamenti rispetto al mese precedente o a quello successivo, così come ogni stagione mostra cambiamenti riguardo alla stagione precedente o a quella successiva e anche a quella degli anni precedenti o successivi. La natura ama cambiamenti lenti e graduali, come la glaciazione; cambiamenti repentini, improvvisi, come un terremoto, un tornado, l'eruzione di un vulcano; cambiamenti stagionali, ricorrenti. Così come i cambiamenti sono presenti in natura, esistono anche in ciascuno di noi, dalla nascita alla morte.

Presento ora un esempio di meditazione sui cambiamenti che la natura insegna a riconoscere, apprezzare e utilizzare.

Meditazione sui cambiamenti

Entra ora nel mondo dei cambiamenti, in quel mondo in cui tutto cambia e si trasforma, tutto nasce, cresce e muore. Questo è ciò che la natura insegna a osservare e ad accettare. La natura insegna che ogni giorno cambia e che il cambiamento è irreversibile, procede con un suo tempo e ritmo. Noi possiamo solo riconoscerlo e utilizzarlo, vivendo appieno ogni suo momento. La natura insegna che esistono cambiamenti lenti e graduali, come quelli che viviamo dalla nascita, quando pesavamo pochi chili ed eravamo lunghi pochi centimetri, sino all'altezza e al peso che abbiamo in questo preciso istante, sapendo che sia il peso sia l'altezza cambiano nel tempo.

La natura insegna che ci sono cambiamenti stagionali, e che ogni stagione ha le sue peculiarità: neve d'inverno e bucaneve in primavera, il rosso dell'anguria d'estate, delle foglie d'acero d'autunno, del melograno d'inverno. Ogni nuovo stato è destinato a cambiare continuamente, niente rimane uguale a se stesso. Anzi l'unica cosa che non cambierà mai è il cambiamento. Ogni giorno muore per dare il cambio alla notte, così come ogni notte muore per dare origine a un nuovo giorno. Anche la tristezza e la felicità non durano e si danno il cambio.

Puoi ora concentrare l'attenzione sui tuoi personali cambiamenti, a cominciare da quando sei nato: non sapevi parlare, né camminare, né provvedere a te stesso, e ora sai fare tutte queste cose automaticamente, naturalmente, spontaneamente. Magari oggi le dai per scontate come se fossi sempre stato capace di farle, eppure sai che le hai conquistate lentamente, gradualmente, un passo per volta. Una conquista lenta e progressiva che ha trasformato il neonato in infante, l'infante in bambino, il bambino in ragazzino, il ragazzino in adolescente, l'adolescente in giovane, il giovane in adulto, l'adulto in maturo, il maturo in vecchio. Cicli di vita diversi ognuno con i suoi cambiamenti interni ed esterni.
Così come il tuo corpo non può più indossare gli abiti di quando eri bambino, ragazzino, adolescente, anche la tua mente non può pensare gli stessi pensieri di quando eri bambino, ragazzino, adolescente, né il tuo cuore provare le stesse emozioni di quando eri bambino, ragazzino, adolescente. Riconosci come i cambiamenti che hai vissuto, subito, creato, ti hanno fatto diventare quello che sei oggi, sapendo che domani sarai diverso rispetto all'oggi.
Così come tu cambi ogni giorno modi di sentire, pensare, agire, comunicare, sii consapevole che anche le persone intorno a te ogni giorno cambiano modi di sentire, pensare, agire, comunicare. Perché questa è una legge della natura valida per tutti gli essere viventi.

La natura inoltre ama celarsi, ama nascondere nella terra le radici degli alberi così come oli, pietre preziose, magma: la natura nasconde dentro la nostra cassa toracica il cuore e dentro il cranio il cervello, nasconde nella volta del cielo astri che non possiamo vedere a occhio nudo. La natura non ci avvisa quando sta per provocare un terremoto o un uragano, non ci informa della data di morte di ciascun essere umano o animale. La natura ci invita a renderci consapevoli dei nostri limiti, nonostante i progressi della tecnologia.

Presento ora un esempio di meditazione sui misteri che la natura ci insegna ad accettare.

Meditazioni sui misteri della natura

Ora puoi concentrare l'attenzione sui misteri che la natura ama celare. A partire dalla tua nascita. Chissà quante volte ti sei chiesto come mai sei nato proprio quel giorno, di quel mese, di quell'anno; perché proprio in quella famiglia, in quella città o nazione. Domande che non hanno una riposta. E che non possono averla.

Così come ci sono altre domande senza risposta proprio perché la natura ama nascondere i suoi segreti. Segreti che riguardano la natura umana e animale, le proprietà di minerali o vegetali, la data di morte di ciascuno di noi. La natura ama nascondere nelle sue viscere diamanti e rubini, nel fondo del mare coralli e perle, nel serpente il veleno e nell'ambrosia il nettare degli dei. La natura ci fa riflettere sulla bellezza e sull'armonia, così come sul male e sul caos.

Tutto ciò che la natura nasconde spinge a cercare una spiegazione, una ragione, un rimedio, stimolando in questo modo l'intelligenza e la curiosità dell'uomo a creare strumenti per esplorare le viscere della terra, gli abissi del mare, la volta del cielo, così come il cuore e il cervello, la mente e l'inconscio. Perché questa è una legge della natura valida per tutti gli essere viventi.

Praticare meditazioni sulla natura aiuta non solo a entrare in contatto con la saggezza universale che questa ci invita a riconoscere, ma anche ad ammirare la bellezza di una rosa che sboccia, la tenerezza di un cucciolo che gioca, la spaventosa attrazione per un orrido. La natura solletica la curiosità e la voglia di espandere le nostre conoscenze andando oltre ciò che i nostri occhi vedono o ciò che le nostre orecchie sentono. È così che siamo stati stimolati a inventare telescopi e microscopi, telefoni e razzi interplanetari.

Meditare sui quattro elementi naturali

Nella meditazione, le quattro forze elementari della natura – terra, acqua, fuoco, aria – possono simbolicamente fungere da stimolo per elevare il proprio livello di consapevolezza.
I quattro elementi naturali sono sempre stati oggetto di ammirazione e studio. I fenomeni naturali suscitano meraviglia non solo per la loro bellezza e per la gratitudine per ciò che offrono agli esseri viventi, ma anche per il terrore provocato dalla loro forza distruttiva. Possiamo infatti provare estasi di fronte a fenomeni naturali sbalorditivi come l'aurora boreale e rimanere terrorizzati e impotenti di fronte alla furia improvvisa di un terremoto, di uno tsunami o all'esplosione di un vulcano.

Gli scienziati continuano a studiare modi per prevedere, prevenire o controllare l'inesauribile forza della natura, per arginare la furia del vento, delle acque, del fuoco. Ma la natura continua a sorprendere con i suoi fenomeni. La natura segue le sue regole, i suoi cicli costruttivi e distruttivi, come a voler mantenere la supremazia sugli studiosi o a continuare a stimolare in loro maggiore impegno e dedizione.

L'uso di simboli nella meditazione

La meditazioni può avvalersi di simboli universalmente riconosciuti, la cui vastità non può essere comunque mai completamente afferrata o circoscritta. I simboli, infatti, evocano di per sé una nebulosa di contenuti dai molteplici significati non ordinabili oggettivamente. I simboli utilizzati nella meditazione diventano così una sorta di mediatori tra conscio e inconscio, tra logica, razionalità e tutto ciò che apparentemente si oppone loro: immagine, intuizione, emozione, sentimento. Il simbolo (dal greco *syn*, "con", e *ballein*, "mettere", "gettare") utilizzato nella meditazione mette insieme la ragionevolezza con la ricchezza inesauribile dell'inconscio, l'operatività con la forza innovativa.

Nelle varie culture occidentali e orientali sono nati miti ed eroi legati ai quattro elementi: Gea, dea greca della terra (Tellus per i Romani); Demetra-Cerere, dea della fertilità; Poseidone-Nettuno, dio del mare; Efesto-Vulcano, dio del fuoco; Eolo, dio del vento... Teseo, considerato il fondatore di Atene, secondo la mitologia greca trasse il fuoco regio dall'acropoli e lo dedicò a Estia (Vesta per i Romani), dea del focolare domestico. Nell'antica Roma il santuario intitolato a Vesta era il cuore sacrale e politico dello stato. La cerimonia inaugurale dei giochi olimpici, dopo millenni, è ancora caratterizzata dal tedoforo che, con la fiaccola accesa ad Atene, luogo della prima olimpiade, attraversa i continenti; una volta raggiunta la città che ospita i giochi, accende il fuoco che brucerà durante la nuova olimpiade.

Vediamo ora nei dettagli come i quattro elementi possono fungere da stimolo su cui riflettere per aumentare il livello di consapevolezza del praticante.

Terra

La terra è il primo elemento che ci accoglie e del cui sostegno ci fidiamo: è sulla terra che ci appoggiamo, costruiamo le nostre case, edifichiamo le nostre città. È l'elemento che fornisce alle creature viventi nutrimento per il corpo e anche per lo spirito, grazie alle sue infinite bellezze.

Leggendo qualsiasi dizionario possiamo notare che la parola "terra" contiene molteplici significati: è il pianeta del sistema solare su cui si svolge la vita di tutte le creature, da cui trae alimento il regno vegetale e animale; è la superficie terrestre che emerge dalle acque, in contrapposizione al mare; è l'estensione di un terreno, paese, regione, nazione; è il materiale incoerente e friabile che contiene gli elementi necessari alla nutrizione delle piante.
Diverse accezioni ricche di simbologia associabile alla consapevolezza che siamo creature terrestri a contatto quotidiano con la terra e con ciò che evoca: nutrimento, accoglienza, stabilità, così come ordine, equilibrio, armonia. La terra contiene nel suo intimo anche l'opposto: sterilità, aridità, instabilità, così come caos, disequilibrio, disarmonia.

La terra sa essere diversa e flessibile, sa mostrare e mettere a disposizione i suoi vari aspetti e i suoi tesori nascosti: aride sabbie dei deserti, fresche sabbie marine, pericolose sabbie mobili, dolci colline e aspre montagne, alte vette e canyon profondi, rigogliose foreste e fertili campi di grano e orti, frutteti, risaie. La terra protegge inoltre dentro di sé tesori nascosti, grotte decorate con arte preistorica, miniere ricche di minerali, di oli, di gemme preziose.

Nel linguaggio comune si fa riferimento alla terra come archetipo di solidità e fermezza con espressioni idiomatiche quali "avere i piedi per terra", "avere solide radici", "costruire salde fondamenta", "essere attaccati alla propria terra", "essere solidi come una roccia".

Meditazione sulla terra

Immagina di fare una lunga passeggiata nella natura, con l'intenzione di diventare più consapevole dell'importanza di avere i piedi per terra mentre cammini nelle diverse strade della vita.
Immagina ora di andare al mare, su una lunga spiaggia corallina, dove la sabbia è soffice: immagina di camminare scalzo e di sentire ogni granello di sabbia che si sposta per accogliere i tuoi piedi e alleggerire i tuoi passi. Senti la temperatura della sabbia, e contemporaneamente il rumore delle onde che si infrangono sulla riva e l'odore della salsedine.

Ora la spiaggia ti avvicina a una pineta e tu senti il profumo dei pini che rinfresca le tue narici. Con i piedi ancora scalzi senti che gli aghi di pino ti solleticano la pianta dei piedi, facendoti provare una fresca e piacevole sensazione di solletico.

Ora sei pronto per lasciare la pineta e dirigerti verso una montagna per salire la quale hai bisogno di indossare le scarpe.
Mentre cominci a salire noti il cambiamento del tuo respiro e del battito del cuore perché stai affrontando una salita. Man mano che la salita diventa più ripida anche il tuo respiro si fa più rapido e tu sei più attento a dove metti i piedi perché sai che il terreno è accidentato, talvolta scosceso, talvolta scivoloso. Sei consapevole che devi stare attento a dove metti i piedi per non inciampare, non scivolare, per mantenere il tuo equilibrio per raggiungere la meta, la cima della montagna da cui godi uno spettacolare panorama.

Prima di soffermarti a guardare il vasto mondo che si apre davanti a te, guarda indietro per vedere il percorso che hai fatto e per essere consapevole che ora il tuo respiro è calmo e regolare, il battito del cuore è calmo e regolare e puoi godere del percorso fatto per arrivare sino in cima con i tuoi tempi e con i tuoi ritmi.

Acqua

L'acqua è un elemento naturale che occupa la maggior parte della superficie della terra, circa il 70%, ed è un costituente fondamentale degli organismi.
È un composto di idrogeno e ossigeno che in condizioni ordinarie ha l'aspetto di un liquido trasparente, inodore, insapore e incolore, ma può essere presente in natura in diverse forme: nello stato liquido, nei mari, fiumi, laghi, nel sottosuolo o nelle nubi;

nello stato solido, come brina, ghiaccio, grandine, neve; nello stato di vapore, nell'atmosfera.

L'acqua è fondamentale per la vita di ogni essere vivente perché costituisce il mezzo della maggior parte dei processi biochimici. Muovendosi incessantemente nella superficie terrestre, e tra questa e l'atmosfera, l'acqua mette in circolazione innumerevoli sostanze tra i vari ambienti ed ecosistemi. Rappresenta inoltre un fondamentale fattore di modellamento del paesaggio, attraverso l'erosione meccanica o chimica. Modella anche il clima, regolando la temperatura ambientale mediante meccanismi di evaporazione, condensazione, precipitazioni o correnti oceaniche. Infine l'acqua è una delle più importanti sostanze utilizzate nell'attività agricola o industriale, oltre che nell'esistenza quotidiana di ognuno di noi.

L'acqua è perciò un elemento ricco di simbologia associabile sia alla consapevolezza di essere dipendenti da questo elemento, sia a ciò che rappresenta: freschezza, pulizia, purificazione, così come adattabilità, fluidità e flessibilità. L'acqua che scorre e si adatta al contesto evoca la nostra capacità di cambiare e di rimanere noi stessi. Durante la gestazione siamo stati nutriti da un liquido amniotico, la nostra nascita deriva dalla rottura delle acque, il nostro corpo contiene l'80% d'acqua.

Il suo manifestarsi in stati diversi e la sua capacità di adattarsi ai diversi contesti rendono questo elemento un simbolo di flessibilità. L'acqua esplicita la sua natura poliedrica in torrenti impetuosi, mari salmastri, oceani sconfinati, stagni maleodoranti e anche in cascate spettacolari, laghi tranquilli, placidi fiumi. L'acqua è mutevole, rende fertili terre prima aride, disseta e ridà energia a corpi disidratati, rinfresca e rinvigorisce, spegne il fuoco o ammorbidisce ciò che è indurito. Può rappresentare la calma culla della vita o può travolgere tutto col suo impeto. È anche un potente rimedio, che offre benessere e cura attraverso acque termali, idromassaggi, talassoterapia, ginnastica acquatica.

L'acqua tuttavia se non governata e dominata può essere pericolosa. Tecnici e scienziati continuano a costruire barriere per arginare le piene, dighe per produrre energia elettrica, per avere un rifornimento di acqua potabile, per irrigare i campi. Onde troppo impetuose possono far annegare esperti nuotatori o distruggere solide imbarcazioni; inondazioni, allagamenti, alluvioni, maremoti lasciano dietro di sé morti e disperazione.

L'acqua è presente nella simbologia di diverse culture. Nella Bibbia si narra di Mosè salvato dalle acque. Nella mitologia greca Afrodite (Venere per i Romani) nasce dalle acque del mare. L'acqua è anche elemento di purificazione: per i cristiani, il battesimo rappresenta il rito d'iniziazione tramite l'immersione nelle acque. Nel linguaggio comune si fa riferimento all'acqua con espressioni idiomatiche quali "essere un'acqua quieta", "situazione stagnante", "smuovere o intorpidire le acque", "trovarsi in cattive acque", "essere con l'acqua alla gola", "gettare acqua sul fuoco", "perdersi in un bicchiere d'acqua", "trasparente come l'acqua", "facile come bere un bicchiere d'acqua".

Meditazione sull'acqua

Concentra ora la tua attenzione sul mondo dell'acqua e immagina di trovarti di fronte a una sorgente. Osserva come l'acqua riesca a crearsi un suo percorso per formare una sorgente pura e limpida per poi proseguire nel suo cammino. L'acqua appena sgorgata comincia a tracciare il suo percorso per scendere a valle e poi raggiungere il mare.

Immagina ora di seguire il percorso dell'acqua della sorgente che si trasforma in ruscello e poi in fiume. Sii consapevole di come il fiume fertilizza le pianure intorno a sé mentre costruisce il suo percorso adattandosi a ciò che incontra nel suo cammino, aggirando ogni tipo di ostacoli, massi o alberi, ogni volta sempre più consapevole della sua destinazione.

Mentre osservi l'acqua del fiume rifletti sul fatto che l'acqua ha sempre bisogno di un contenitore, che siano le due rive di un fiume, le sponde di un lago o la vastità dell'oceano, una ciotola oppure le tue mani unite. Sii consapevole di come l'acqua manifesta la sua flessibilità e la sua capacità di diventare leggera e vaporosa come una nuvola, fredda e dura come il ghiaccio, calma e placida come un tranquillo lago di montagna, scorrevole come un fiume che crea il suo percorso e va verso il mare.

Rifletti anche sul fatto che l'acqua può assumere la forma della vastità dell'oceano, che sembra senza confini e senza porti. Ma tu sai che anche l'oceano più vasto e profondo ha le sue rive e i suoi porti.

Immagina di essere anche tu vasto e profondo come l'oceano, senti la tua profondità e la tua vastità così da diventare consapevole che quando c'è una tempesta dentro di te, nella profondità del tuo essere trovi la calma e la tranquillità di chi sa che la tempesta passerà.

Fuoco

Simbolo di luce e calore, il fuoco è un elemento naturale che plasma e trasforma, capace di covare il potere sotto le braci per poi riaffermarlo. Rappresenta simbolicamente la forza che sale verso le vette della spiritualità, ciò che ha la facoltà di illuminare, di scaldare o bruciare, di dare conforto o soffocare.

Uno dei celebri miti di Platone narra che Prometeo rubò il fuoco agli dei per consegnarlo agli uomini affinché potessero servirsene per scaldarsi, rendere commestibili i cibi e forgiare armi. Per questo affronto agli dei Prometeo venne incatenato sulla cima di una rupe e condannato a subire un prolungato martirio. Nel mito, ogni giorno un'aquila gli squarcia il ventre e gli divora il fegato, che durante la notte gli ricresce, prolungando il suo tormento.

Lo studio della simbologia del fuoco aiuta ad aumentare la consapevolezza dei punti in comune con questo elemento. Esso pervade ogni cosa ma non appartiene a nessun ambiente; le sue proprietà gli consentono di espandere, purificare, scaldare e fluidificare, ma anche di distruggere ciò che incontra nel suo percorso.
Il fuoco è rappresentato da elementi naturali come il sole, che ciclicamente risorge, o i vulcani; sia quelli con una tranquilla eruzione di tipo effusivo, che costantemente spargono energia e fertilità intorno a sé, sia quelli che si liberano violentemente della loro massa magmatica, dando origine a un'eruzione esplosiva, distruggendo ciò che incontrano nel loro cammino.

L'uomo moderno continua a servirsi del fuoco e della sua combustione sia in modi semplici, sia utilizzando avanzate tecnologie.

Ma per godere dei benefici effetti del fuoco bisogna tenersi alla giusta distanza: né troppo lontano, altrimenti non si avverte calore, né troppo vicino, per non scottarsi.

Nel linguaggio comune si fa riferimento al fuoco come simbolo di forza impetuosa e trasformatrice con espressioni idiomatiche quali "bruciare di desiderio", "avere un carattere focoso", "essere pronti a infiammarsi", "fare fuoco e fiamme", "lanciare scintille", "fare terra bruciata intorno a sé", "giocare col fuoco", "fare la prova del fuoco".

Meditazione sul fuoco

Concentra ora l'attenzione sul fuoco e su tutto ciò che il fuoco rappresenta per te e per l'umanità.
Rifletti sul fatto che il fiammifero deve accendere un altro fuoco nel più breve tempo possibile, altrimenti si spegne, sprecando così la sua vera funzione.
Pensa ora alla fioca luce di una candela che illumina una stanza buia e che riscalda cuori tristi.
Sposta ora l'attenzione sul fuoco di un camino, ricordando il vecchio detto: "Né troppo vicino, né troppo lontano". Se vai troppo vicino, non ti scaldi ma ti bruci; se stai troppo lontano, non ti bruci ma rimani al freddo.

Sii consapevole che il fuoco ha una sua forza e vitalità che talvolta va domata con una forza opposta, come l'acqua.
Rifletti anche sul fatto che bisogna stare attenti a che il fuoco non venga alimentato dal vento, che lo fa propagare ancora più velocemente.

Rifletti ora sulle volte in cui hai sentito dentro di te il fuoco

della passione creativa che ti ha aiutato a trovare soluzioni laddove sembrava non essercene.
Sii anche consapevole delle volte in cui hai fatto fatica a calmare dentro di te un fuoco distruttivo, correndo il rischio di agire impulsivamente e di bruciare relazioni e rapporti. Riconosci ora la differenza dentro di te tra il fuoco che illumina, dà forza e riscalda e il fuoco che brucia, fra caos e distruzione.

Aria

L'aria non solo è importante per la vita ma si presta anche a importanti impieghi industriali e tecnici: è fonte di azoto, ossigeno, gas nobili e può essere liquefatta, distillata, frazionata o compressa. È il respiro ma anche l'elemento legato allo spazio, al luogo dove si muovono gli essere viventi. L'aria porta profumi e odori lontani e invisibili, messaggi irresistibili e universali con un grande potere evocativo. L'aria rappresenta l'energia vitale, la purificazione, il prana degli indiani, il soffio divino della Bibbia, il vento portatore di messaggi terapeutici secondo gli sciamani.

La simbologia dell'aria poggia sulla consapevolezza della sua indispensabilità: siamo creature che hanno bisogno di questo elemento per vivere. Dobbiamo però mantenere i piedi ben saldi per terra, per non essere in balia del vento; l'aria infatti si presenta anche sotto forma di massa d'aria che si sposta più o meno velocemente. Il vento può essere costante, prevedibile, provocato da venti caldi o freddi che soffiano tutto l'anno nella stessa direzione, oppure può essere periodico, causato da venti che invertono il senso al mutare delle stagioni o delle ore del giorno. Il vento può anche soffiare in modo irregolare, o presentarsi in modo violento, distruttivo, sotto forma di cicloni e movimenti vorticosi. Assume diversi aspetti: l'aria calda e umida dei tropici, la fresca brezza marina, il profumo salmastro, il gelido vento di tramontana o l'impetuoso uragano che travolge. L'aria è sempre in movimento, leggera e pronta a cambiare rapidamente direzione e intensità.

L'aria è anche l'elemento necessario alla combustione (senza di essa il fuoco si spegne) ed è indispensabile per la vita: gli esseri umani non possono vivere senza respirare.
L'aria viziata crea disagio, non sopportiamo puzze di varia natura e origine; odori sgradevoli provocano un momentaneo arresto del respiro. Profumiamo il nostro corpo con saponi, deodoranti, essenze, e personalizziamo gli ambienti con candele profumate, oli essenziali, incensi aromatici o purificanti.

Nel linguaggio comune si fa riferimento all'aria come simbolo di leggerezza, purezza, vitalità, con espressioni idiomatiche quali "portare una boccata di aria fresca", "avvertire un'aria pesante", "andare a gonfie vele", "veloce come il vento", "leggero come l'aria"; di una persona si può dire "mi soffoca", "mi toglie il respiro", "è l'aria che respiro".

Meditazione sull'aria

Concentra l'attenzione sull'aria che respiri e immagina ora di camminare in una tiepida giornata di primavera. Senti l'aria che accarezza il tuo viso e rinfresca le tue narici, e comincia a sentire anche qualche tenue profumo dei primi fiori primaverili che annunciano che il freddo, buio e lungo inverno è finito. Ora puoi cominciare a godere delle

giornate che diventano sempre più lunghe e sempre più calde.
Immagina che ora la primavera ha completato il suo ciclo e sta dando il turno all'estate: cominci così a sentire l'aria tiepida che all'inizio della stagione estiva è piacevole ma con l'aumento del caldo può diventare sgradevole. Sii consapevole che quando l'aria è troppo calda ti sembra di non poter più respirare, e la natura odora di terra secca, arida.
Ricorda che sei consapevole che anche la più torrida estate completa il suo ciclo naturale per dare il turno all'autunno, che si manifesta con le prime piogge che dissetano la terra. Senti che l'aria autunnale si annuncia con i profumi della terra bagnata.
E quando anche l'autunno completa il suo ciclo, ecco che ti prepari a sentire l'aria fredda e frizzante dell'inverno, quando è arrivato il momento di coprire il tuo corpo e soprattutto la zona della gola per impedire che l'aria fredda entri nei polmoni.

MEDITAZIONE E CHAKRA

I centri ruotanti della vita

Chakra è un termine sanscrito che significa "ruota" o "disco". Nella filosofia di guarigione indiana i chakra sono centri di energia sottile che corrono dalla base della spina dorsale sino alla sommità del capo, producendo una spirale energetica che mette in circolo la consapevolezza delle funzioni vitali del corpo e della mente.
Ogni chakra è descritto come un vortice ruotante, come la ruota della vita che permette al corpo di muoversi, attraverso sfide, tribolazioni e trasformazioni. Il vortice si muove in senso orario o antiorario, a seconda del singolo chakra e del sesso del soggetto. Ciascuno dei sette chakra, localizzato in una determinata zona, è il fulcro dell'energia vitale, detta prana, che fluisce nel corpo; ciascuno di essi origina, riceve e ricrea, assimila e trasmette energia vitale. Se l'energia di uno qualsiasi di questi centri si blocca, la salute psicofisica può risentirne.
La meditazione è assai utile per sintonizzare i sette chakra, permettendo non solo di riacquistare salute ed equilibrio, ma anche di ottenere una maggiore capacità di concentrazione e apertura mentale.

I diritti fondamentali degli uomini

I sette chakra rappresentano le aree più importanti della vita, anzi i diritti basilari di ogni essere umano. Meditare sui sette chakra serve per espandere i livelli di consapevolezza associati ad essi.

- Il primo chakra, *Muladhara*, o chakra della radice, è collegato con il diritto di esistere, di vivere.
- Il secondo chakra, *Svadhisthana*, o chakra sacrale, è associato al diritto di godere delle proprie sensazioni ed emozioni e della propria energia sessuale.
- Il terzo chakra, *Manipura*, o chakra del plesso solare, è legato al diritto di esercitare il potere personale e la volontà autonoma.
- Il quarto chakra, *Anahata*, o chakra del cuore, è associato al diritto di provare amore verso se stessi e verso gli altri nelle diverse forme.
- Il quinto chakra, *Vishuddha*, o chakra della gola, è collegato al diritto di esprimere i propri pensieri agli altri con la dovuta sincerità e di ascoltare gli altri con empatia.
- Il sesto chakra, *Ajna*, o chakra della fronte, è associato al diritto di esercitare l'immaginazione creativa per espandere i propri orizzonti mentali, usando il vigore del pensiero.
- Il settimo chakra, *Sahasrara*, o chakra della corona, stimola a scoprire la potenza dei valori, della spiritualità e della trascendenza.

Un armonioso flusso energetico

Poiché i chakra sono centri corporei di trasmissione, ricezione, elaborazione e smistamento di potenze energetiche, è importante che siano attivati per far passare quell'onda di benefica vitalità

Localizzazione dei sette chakra

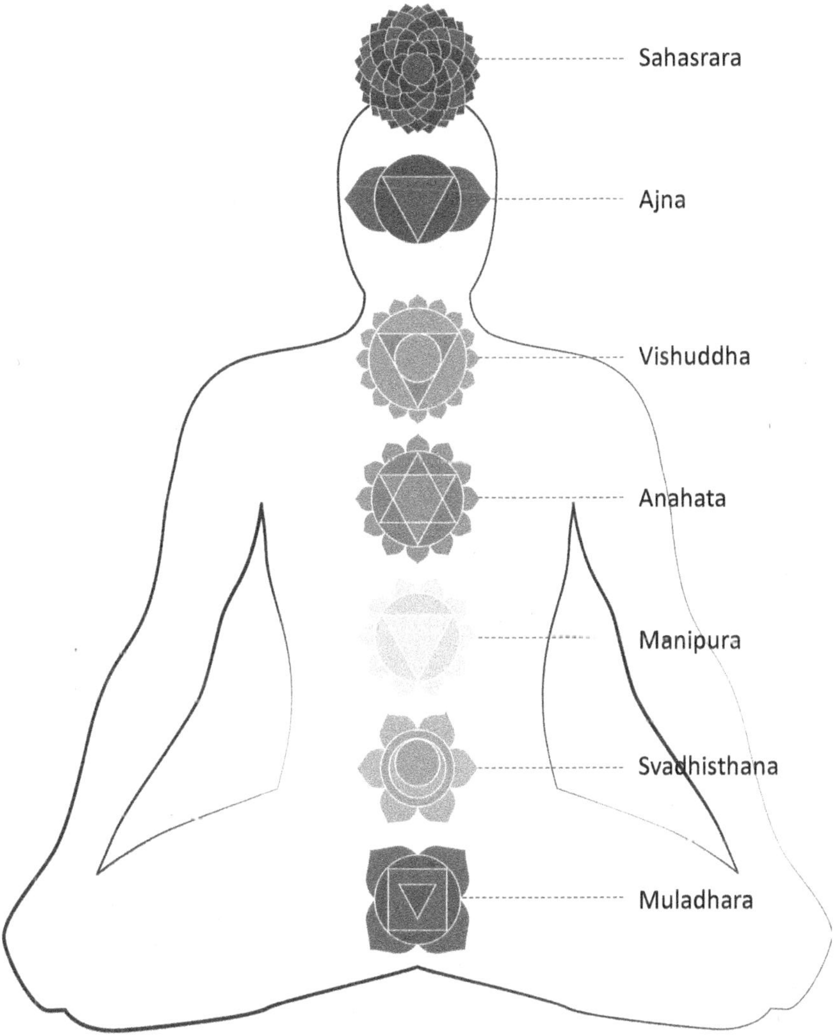

che diffonde forza, amore e benessere. I chakra, una volta aperti, mettono in circolo la consapevolezza delle proprie risorse intime e distribuiscono un'onda di determinazione che attraversa tutto il corpo. Quest'onda prende da ogni singolo chakra il tipo e la quantità di energia necessaria per trasferirla al chakra successivo, il quale a sua volta la assimila, la integra e la arricchisce della propria specifica quantità e qualità di energia. Così trasformata, l'onda trasmette l'energia al chakra successivo, in un continuo processo ascendente, discendente e rotatorio.

I sette chakra devono essere attivati e lavorare sia ciascuno autonomamente, sia tutti insieme in modo armonico. Un chakra troppo chiuso ha poche energie e impedisce alla ruota di consapevolezza energetica di espandere il suo potere trasformativo; un chakra eccessivamente aperto ha troppe energie, concentra troppa attività su di sé e rallenta il passaggio degli altri o interferisce con essi.

L'armonia prodotta dal flusso di consapevolezza energetica dei chakra, ciclico e ritmico, ascendente, discendente e rotatorio, può essere rilevata in modi diversi: nel ritmo cardiaco, nella respirazione, così come nell'alternarsi del giorno e della notte, nel susseguirsi delle stagioni e nel prevedibile moto degli astri. Cicli, questi, che si ripetono anche nel corso dell'esistenza degli esseri viventi, dalla nascita alla morte, con le fasi di transizione e cambiamento, come il menarca e la menopausa, per citarne solo due.
Cicli che seguono il tempo che inesorabilmente scorre, vivendo nel presente, lasciando dietro di sé il passato e anticipando il futuro: con frequenti operazioni di previsioni o anticipazioni cui

seguono azioni, reazioni, conseguenze e valutazione dell'intero processo, per poi ricominciare un altro ciclo.

Le conseguenze di una buona o scarsa consapevolezza

Diversi studi hanno dimostrato che meditare sui chakra aiuta ad acquisire una maggiore consapevolezza di sé, delle proprie sensazioni, emozioni, pensieri, così come degli impulsi, tensioni e reazioni automatiche.

La persona consapevole è una persona equilibrata che sa di essere ciò che è ma sa anche di essere in continua evoluzione, in continuo mutamento. I suoi pensieri, atteggiamenti, convinzioni, stili di vita, conoscenze possono cambiare e possono aiutarla a diventare ciò che vuole diventare.

Chi invece ha scarsa consapevolezza di sé rimane bloccato in schemi restrittivi e ripetitivi, non fruisce pienamente degli stimoli interni ed esterni, non potendo integrarli né rimetterli in circolazione. Quando i livelli di consapevolezza non sono in armonia tra loro, la persona può avvertire un senso di vulnerabilità generica e diffusa: sente mancare l'equilibrio, non si sente in sintonia con se stessa, con gli altri, con la natura.

La migliore circolazione delle energie prodotta dalla consapevolezza delle proprie qualità intime procura non solo benessere generale, ma anche apertura ed evoluzione creativa. La corretta circolazione del flusso di consapevolezza permette di riconoscere le solide basi su cui poggiare la propria vita, il piacere e la vitali-

tà della sessualità, il permesso di esercitare il proprio potere e la propria volontà, la forza equilibrante di una sana relazione d'amore, il potere creativo dell'immaginazione e del buon utilizzo delle proprie conoscenze, il rispetto dei valori. È infatti importante che ciascuno di noi diventi consapevole di tutte le risorse che possiede, interne ed esterne, dei beni materiali che contribuiscono a infonderci sicurezza e delle doti caratteriali, relazionali e comportamentali che ci rendono meritevoli dei beni di cui disponiamo.
Raggiungere un buon livello di consapevolezza porta ad aumentare il potere personale, a unire il lato maschile con quello femminile, quello luminoso con quello oscuro, la logica e la razionalità, la sensibilità e l'intuizione, la forza e la vulnerabilità: spinge a trovare come integrare le differenze, come trovare l'armonia delle polarità buono-cattivo, giusto-sbagliato, bello-brutto, la giusta combinazione dei poli positivi e negativi, la complementarità delle parti opposte.

Alcune patologie, inoltre, sono specificamente collegate alla carenza di energia dei chakra. In particolare, la depressione è collegata con il settimo chakra, il mal di testa con il sesto, l'influenza con il quinto, l'asma con il quarto, l'ipoglicemia con il terzo, i disturbi sessuali con il secondo, obesità, emorroidi e stitichezza con il primo.

Nel prossimo capitolo illustreremo le conseguenze di una buona o scarsa consapevolezza dei singoli chakra.

Risvegliare l'energia dei chakra

I chakra sono una componente fondamentale dell'energia fisica di ciascuno di noi. Dal loro corretto funzionamento dipendono sia la capacità di sentirsi bene nel proprio corpo, sia il successo nelle relazioni interpersonali, sia, infine, il livello di pace interiore che si è in grado di raggiungere.
Meditare regolarmente sui chakra significa aiutarli a mantenersi il più possibile "puliti", aperti e operativi, rendendo il corpo fisicamente più sano e aumentando il benessere mentale ed emotivo. La meditazione sui chakra è un modo semplice ma potente di acquisire la padronanza di se stessi e di equilibrare la propria vita. La pratica costante aiuta a sbloccare le riserve di energia attualmente nascoste dentro di noi.

Il primo chakra

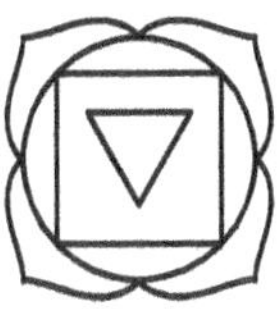

Il primo chakra, *Muladhara*, che in sanscrito vuol dire "radice", "sostegno", è situato nella zona denominata perineo, tra l'ano e i genitali, alla base della colonna vertebrale. Questa posizione rappresenta il diritto di esistere su questa terra, la necessità di avere quanto è utile alla sopravvivenza sia fisica sia psicologica, e il desiderio/diritto di essere ciò che si è e di diventare ciò che si vuole/si può diventare.

Questo chakra è connesso con la terra, con il colore rosso, con il senso dell'olfatto, con i cibi proteici, con il tempo presente e con il verbo "avere". È collegato con la parte bassa del corpo, con le gambe, le ossa, l'intestino crasso.
La sua energia infonde fermezza, stabilità, solidità e apertura verso gli altri chakra. Il suo torpore provoca invece rigidità, sensazioni di insicurezza, instabilità, fobia, panico, così come disfunzioni tipo obesità, emorroidi, stitichezza. Il chakra del perineo apatico fa mancare la fiducia in se stessi, fa sentire di non valere.

Consapevolezza del primo chakra

La persona consapevole dell'energia derivante dall'apertura del primo chakra, legato al radicamento fisico, è quella che solitamente viene definita "con i piedi per terra", ovvero concreta, solida, equilibrata. È una persona che ascolta i segnali del proprio corpo e si fida della loro saggezza. Dà retta al proprio corpo quando la avvisa di avere freddo o caldo, fame o sete, di essere stanco e avere bisogno di riposo. Ascoltare i messaggi del proprio corpo porta armonia dentro di sé, un'armonia basata sul riconoscimento e soddisfacimento dei propri bisogni fisiologici, evitando di procurare al proprio organismo uno stress non necessario.

Scarsa consapevolezza del primo chakra

La persona poco consapevole dell'energia derivante dal primo chakra può non avvertire gli stimoli della fame o della sazietà, sottoponendo il proprio corpo a digiuni o a eccessi alimentari; può non sentire la fisiologica stanchezza fisica e perciò negarsi un salutare riposo o un sonno ristoratore. La scarsa consapevolezza dei propri bisogni fisici può portare a sopravvalutare o a sottovalutare le proprie energie, a trascurare le necessità naturali, a non ascoltare la saggezza del corpo con le sue fisiologiche richieste di cibo, acqua, riposo, sonno, provocando stress e malattie.

Risvegliare l'energia del primo chakra

Risvegliare l'energia irradiata dal primo chakra serve ad acquisire la consapevolezza di essere una creatura terrestre, provare profondo attaccamento alla madre terra e alla vita, sentire l'appartenenza a persone, luoghi, attività. Fa anche avvertire il bisogno del contatto fisico con la terra per cogliere l'energia che da essa proviene e si propaga per tutto il corpo salendo dai piedi verso la testa.

Sentire l'energia del primo chakra porta a privilegiare una postura eretta, dignitosa, con i piedi ben saldi e radicati. Così come le radici di un albero vanno nella profondità della terra per cercare il nutrimento di cui hanno bisogno, così la posizione eretta dell'uomo fa sentire non solo il contatto con il suolo, ma anche il radicamento, l'appartenenza al genere umano che si nutre dei prodotti della terra.

L'energia del primo chakra è collegata anche con i luoghi della natura nei quali stiamo meglio o che contribuiscono a risvegliare le nostre energie. Basti pensare a quante persone amano camminare nella natura, sulla spiaggia, in pianura oppure in montagna. La montagna simboleggia stabilità e solidità: regale e tranquilla, accoglie il caldo e il freddo, il gelo dell'inverno e i fuochi dell'estate, il giorno e la notte, il sole e la luna, piante, animali, esseri umani. La montagna rappresenta la maestosità e l'accoglienza di tutto ciò che accade, con la consapevolezza che tutto passa.

Per rinforzare la consapevolezza associata al primo chakra il praticante può seguire questa meditazione.

Meditazione su stabilità ed equilibrio

Percepisci l'intensità dell'attimo presente, godi il momento che stai vivendo adesso e senti la stabilità dell'avere i piedi per terra. Immagina ora di camminare a piedi nudi su diversi tipi di terreno e concentra l'attenzione sulle sensazioni che provengono dalle piante dei piedi.
Immagina ora di essere al mare e sii consapevole della differenza tra la sabbia calda e asciutta e quella un po' umida e fresca del bagnasciuga. Mentre cammini sulla spiaggia vieni distratta da un pensiero che non ti piace. Scrivilo sulla sabbia e lascia che le onde lo cancellino, rimuovendolo così anche dai tuoi pensieri.
Ora che ti sei liberato di quel pensiero molesto senti il desiderio di recuperare il tuo equilibrio stando su un piede solo. Mentre ti eserciti per stare in piedi su un piede solo senti i piccoli aggiustamenti che il corpo fa per mantenerti in equilibrio: piccoli spostamenti in avanti e all'indietro, sul fianco destro o sinistro. Ogni volta ti accorgi che il tuo equilibrio dinamico consiste in continui piccoli e grandi movimenti che metti in atto per sperimentare la nuova stabilità.
Dopo aver trovato l'equilibrio che cercavi ricominci a camminare e vai verso un morbido prato che ti fa venir voglia

di sdraiarti per sentire non solamente la morbidezza del manto erboso, ma anche il profumo della terra e dei fiori intorno. Senti il silenzio intorno a te e dentro di te, così che puoi ascoltare l'erba crescere e il lavorio degli animali sottoterra.

Dopo esserti riposato sull'erba vedi un albero che attrae la tua attenzione. Osservalo attentamente, è lì per insegnarti qualcosa. Ti avvicini e provi il desiderio di sentire la sua linfa vitale. Appoggi la tua schiena sul suo tronco per sentire la sua linfa vitale e l'energia che proviene dalle radici. Ne vedi solo una piccola parte perché sono sotto terra, ma le puoi facilmente immaginare: l'albero poggia su radici forti e lunghe, altre più fragili e corte, alcune vecchie e alcune nuove. È proprio l'abbondanza di radici che permette all'albero di restare in piedi, saldo, anche durante una tempesta, anche durante un terremoto. Sono le radici che vanno in profondità per trovare il nutrimento di cui l'albero ha bisogno per la crescita del tronco, dei rami, delle foglie, dei fiori e dei frutti a dargli stabilità.

Con la tua schiena appoggiata sul tronco senti che anche tu fai fluire l'energia dalle tue radici alla tua vita presente.

Il secondo chakra

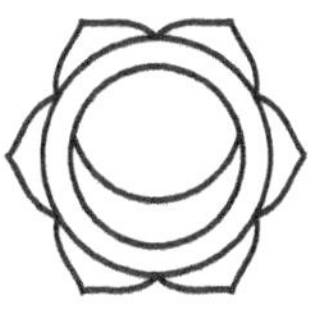

Il secondo chakra, *Svadhisthana*, che in sanscrito vuol dire "dolcezza", è situato nella parte inferiore dell'addome, sopra le gonadi. Connesso con ventre, genitali, reni, vescica e con tutti i fluidi del corpo, esprime il desiderio di fluidità, creatività e generatività.

È collegato con l'acqua e i cibi liquidi, con il colore arancione, con il senso del gusto, con il continuo mutamento del tempo, il cui intreccio tra passato, presente e futuro evidenzia il dinamismo delle tre dimensioni temporali. È associato al verbo "sentire".

Consapevolezza del secondo chakra

La vitalità del secondo chakra procura armonia, desiderio, piacere e si esprime con sentimenti ed emozioni. Avvertire l'energia del secondo chakra rende consapevoli del dualismo, della reciprocità, del contatto empatico con le altre persone e consente di esprimere le sensazioni e le emozioni nei confronti delle persone care.
La consapevolezza dell'energia del secondo chakra porta a superare l'inerzia provocata dalla eccessiva stabilità e invita a operare scelte che portano trasformazioni emotive e relazionali. Scelte che danno direzione e spinta sino ad arrivare alla destinazione voluta, punto di partenza di nuove trasformazioni.
La persona consapevole della varietà delle emozioni che prova sa identificare quella più appropriata alla situazione ed è capace di esprimerla nel modo migliore. La persona consapevole delle proprie emozioni le utilizza con intelligenza emotiva. Sa anche scomporre le emozioni nelle sue componenti fisiologiche, cognitive, comportamentali e valoriali. Ogni emozione infatti stimola una qualche sensazione corporea, dal tremolio delle gambe della paura, all'impulso di stringere i pugni per la rabbia, per fare due semplici esempi. Ogni emozione è accompagnata da qualche considerazione cognitiva, la più importante delle quali riguarda la propria capacità di adottare il comportamento appropriato allo stimolo. Infine, ogni emozione fa capire i valori smossi e stimola comportamenti ad andare in direzione dello stimolo o ad allontanarsi dallo stesso.

Scarsa consapevolezza del secondo chakra

La persona poco consapevole del flusso delle proprie emozioni può reprimerle, distorcerle, negarle, oppure intellettualizzarle o manifestare solo le più comuni o le più condivise dalla società nella quale vive. Per esempio può nascondere il dispiacere e mostrare la rabbia o viceversa manifestare rancore ma non tristezza, può dichiarare la gelosia ma non l'invidia, può esibire timidezza ma non orgoglio basato sul merito. In certi contesti sembra lecito manifestare disgusto, in altri è più apprezzata la compassione.
La persona può rimanere ancorata a emozioni del passato quali risentimento, rimpianto, recriminazione, invece di godere delle emozioni del presente quali gioia, appagamento, appartenenza o di quelle che accompagnano piacevolmente verso il futuro quali curiosità, fiducia, desiderio, speranza e ottimismo.
A livello fisico, la scarsa consapevolezze delle proprie emozioni può provocare impotenza, rigidità, frigidità e si manifesta con coliti e dolori al fondo schiena.

Risvegliare l'energia del secondo chakra

La meditazione per rendere fluido il secondo chakra consiste nello stimolare la consapevolezza di lasciare andare freni e ostacoli provocati da vecchi traumi del passato, come nella meditazione che segue.

Meditazione sull'accogliere e lasciare andare

Sii consapevole di ciò che frena o blocca una tua fluida evoluzione personale e professionale. Sii aperto ad accogliere qualsiasi pensiero o emozione associati a blocchi e impedimenti. Accoglili, riconoscili, ringraziali e lasciali andare. Sii consapevole che i pensieri sono solo pensieri, non sono fatti, che le emozioni sono solo emozioni. Pensieri ed emozioni non sono fatti, non sono atti reali, sono solo pensieri ed emozioni. Accoglili, riconoscili, ringraziali e lasciali andare come un fiume accoglie una foglia che cade sull'acqua che scorre, la accoglie e poi la affida alla corrente che la porta via. Lascia che la corrente dei tuoi pensieri scorra fluida e allontani da te pensieri ed emozioni che non sono più necessari.

La semplice abitudine quotidiana del fare la doccia può diventare un'occasione per aumentare la consapevolezza dell'energia vitale del secondo chakra, associata all'elemento acqua.
Dopo aver tolto gli abiti (e le abitudini) della giornata e aver preparato l'acqua alla giusta temperatura, né troppo fredda, né troppo calda, si può cominciare la seguente meditazione.

Meditazione della doccia

Ora che sei sotto la doccia, senti come l'acqua che scorre sul tuo corpo lo rilassa dall'alto verso il basso, liberandoti di ciò che hai accumulato durante il giorno, pensieri non più necessari, tensioni che ora si diluiscono. Sii consapevole che l'acqua ti fa percepire sensazioni piacevoli sciacquando via quelle spiacevoli. Sii consapevole delle sensazioni ed evoca emozioni positive di relax, benessere, soddisfazione.
Immagina di riconoscere la peculiarità di ogni goccia d'acqua, unica e speciale: ogni goccia è diversa da tutte le altre. Lascia che ogni goccia sciolga ogni residuo della giornata, ogni pensiero o sentimento non più necessario. Oltre a sentire le gocce d'acqua sulla pelle avverti anche

i profumi intorno a te. Mentre senti l'acqua scorrere leggera e profumata sul tuo corpo, pensa ai recenti cambiamenti che sono avvenuti nell'ultimo periodo della tua vita che ti fanno comprendere che la tua esistenza è come l'acqua che scorre, in continuo e costante mutamento.

Il terzo chakra

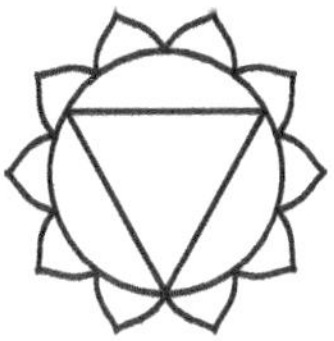

Il terzo chakra, *Manipura*, che in sanscrito vuol dire "gemma rilucente", è localizzato nella zona del plesso solare, all'altezza del diaframma. Rappresenta il centro del potere e aiuta a riconoscere ciò che è giusto fare per seguire la propria inclinazione. È associato al fuoco, al colore giallo, al senso della vista, agli amidi, al tempo futuro. È collegato con la muscolatura digestiva e con il sistema nervoso centrale, con la manifestazione della propria volontà. I suoi verbi sono "potere" e "volere".

Il terzo chakra simboleggia il cambiare direzione. La terra e l'acqua vanno verso il basso, il fuoco e le fiamme vanno verso l'alto: ciò rappresenta l'aspirazione a raggiungere mete elevate. Nel terzo chakra l'inerzia della terra e la fluidità dell'acqua sono unite alla volontà che spinge a cambiare.

Consapevolezza del terzo chakra

Così come lo stomaco trasforma il cibo in energia, la consapevolezza del potere personale, insito in ciascuno di noi, rinforza la volontà e porta a trasformare i "potrei" in "posso", i "vorrei" in "voglio", le intuizioni in realtà, il pensiero in azione e i sogni in realtà. La persona consapevole del proprio potere applica la forza della volontà che spinge a dirigere inconsciamente l'energia vitale verso una meta precisa. Esercitare la propria volontà dà valore ai propri obiettivi, che sono rappresentati in modo chiaro. Quando la volontà è collegata con la consapevolezza delle proprie possibilità reali e dell'impegno necessario per concretizzare i desideri, spinge gentilmente la persona ad andare fluida e leggera verso il raggiungimento dei propri obiettivi. La persona consapevole del proprio potere e volontà riconosce la differenza tra ciò che può realisticamente ottenere e quanto è disposta a impegnarsi per ottenerlo. È anche consapevole degli ostacoli e difficoltà che dovrà superare.

Scarsa consapevolezza del terzo chakra

L'assenza di consapevolezza del potere personale rende passivi, inerti, incapaci di asserire le proprie posizioni, di prendere decisioni. La debolezza di questo centro energetico si manifesta con un linguaggio che privilegia il tempo condizionale, la titubanza, l'inerzia, la passività, con espressione quali "forse", "non so", "vorrei ma non posso", "non riesco", "non ce la faccio".

La persona poco consapevole del proprio potere e della propria volontà corre il rischio di perdersi nei meandri dell'illusione, della passività, del procrastinare. Tende a ignorare la voce interna che spinge a chiedere, proporre o fare qualcosa, così come a rifiutare richieste esagerate o comunque non appropriate. Reprimere quello che si vorrebbe fare e accettare quello che si vorrebbe rifiutare significa far prevalere la paura rispetto al rischio. La paura delle conseguenze impedisce infatti di correre rischi e di assumersi la responsabilità delle conseguenze.

La persona poco consapevole del proprio potere e della propria volontà può instaurare meccanismi di evitamento e adottare comportamenti compiacenti. Compiacere le richieste provenienti da altre persone impedisce di affermare le proprie posizioni, di dare priorità alle proprie esigenze; impedisce anche di cercare la reciprocità e di negoziare accordi equi.

La persona poco consapevole del proprio potere e della propria volontà può altresì ritenersi onnipotente, in grado di ottenere ciò che vuole senza sforzo, senza impegno. Un iperinvestimento o un ipoinvestimento fa sì che la persona oscilli da una fase d'impotenza, in cui si ritiene impossibilitata a fare ciò che veramente vuole, a una fase di onnipotenza e di manie di grandezza, in cui si illude di poter fare tutto ciò che vuole: in questi casi la persona non sa riconoscere né accettare i propri limiti, difficoltà e impedimenti esterni.

Risvegliare l'energia del terzo chakra

Chi desidera risvegliare il terzo chakra può riflettere sulla volontà di uscire dalla dipendenza e dal vittimismo, accettando il "rischio" e l'opportunità del cambiamento.

Per rinforzare la consapevolezza associata al terzo chakra si può praticare questa meditazione.

Meditazione su alba e tramonto

Immagina ora di sentire il desiderio di osservare l'andamento di una tua giornata intera, dall'alba al tramonto. Vai perciò a osservare l'alba di questo giorno per te speciale e comincia con il ringraziare il sole che sorge per la luce e il calore che porterà alla tua giornata. (Se ne sei capace puoi anche fare il saluto al sole per dare energia e flessibilità al corpo.) Senti l'aria fresca del giorno che si risveglia, così come si risvegliano gli animali, le piante, gli uomini e le donne, i bambini e i vecchi.

Lascia che le ore del giorno trascorrano proprio come tu desideri, utilizzando ogni minuto come unico e irripetibile, sfruttando ogni occasione come unica e irripetibile. Mentre le ore trascorrono seguendo i ritmi della natura osserva le occasioni in cui eserciti il tuo potere di dire sì a ciò che sei disposto ad accettare e di dire no a ciò che desideri rifiutare. Identifica i momenti, le occasioni, le persone con cui eserciti spontaneamente il tuo potere che ti consente di esprimere la tua volontà autonomamente, naturalmente, liberamente. Ogni volta che accade qualcosa sii consapevole che hai l'opportunità di esercitare il tuo potere di accettare o di rifiutare, hai l'opportunità di sperimentare il potere della volontà di esercitare la tua autonomia.

A un certo punto senti l'esigenza di osservare la tua ombra che cambia a seconda della posizione del sole. E quando riconosci che il sole è proprio sopra di te non vedi più la tua ombra. Senti che è arrivato il momento di fermarti e di riflettere su come hai trascorso la tua giornata sino a questo momento.
Per prima cosa voltati indietro per vedere il percorso fatto sinora, sapendo che non puoi tornare indietro né disfare ciò che hai fatto fin qui. In questo punto puoi decidere se andare a destra, a sinistra o dritto davanti a te. Prima di decidere guarda verso destra e osserva ciò che ti attrae, guarda verso sinistra e osserva ciò che ti attrae. Ora osserva ciò che hai davanti a te, quale strada ti si apre davanti.

Dopo aver preso la direzione giusta per te in questo momento, vai ad assistere al tramonto di questa giornata unica e irripetibile. Vai verso il tramonto, consapevole di ciò che hai imparato durante la giornata che hai deciso di dedicare completamente a te. Preparati a osservare come gli animali, gli alberi, i fiori, i mari e i monti si preparano ad ammirare la magia del tramonto con i suoi ammalianti colori, la luce tenue e diffusa del crepuscolo e la notte buia e silenziosa. E mentre osservi il sole che completa la sua giornata e tramonta, decidi di liberarti dei residui della tua giornata per concluderla con la leggerezza di chi si prepara a dormire una notte serena per poi svegliarsi l'indomani pronto a iniziare una nuova giornata unica e irripetibile.

Il quarto chakra

Il quarto chakra, *Anahata*, che in sanscrito vuol dire "non colpito", "distaccato", è situato nella zona del cuore, del torace, del respiro. È associato all'aria, ai colori verde e rosa, al senso del tatto, alle verdure, alla dimensione temporale che abbraccia la natura eterna del tempo ciclico e ripetitivo. Questo chakra sottolinea l'importanza di amare e di essere amati, di entrare in intimità con altre persone, di sentire l'amore universale e incondizionato. Il verbo associato è "amare", accompagnato da "vivere", "respirare".

Questo chakra rappresenta il centro dell'amore e del rispetto per sé e per gli altri, ed è collegato con cuore, polmoni, braccia, mani; la sua funzione psicologica rappresenta l'amore, la devozione, il darsi interamente alle persone amate e il saper accogliere il loro amore.

Consapevolezza del quarto chakra

La consapevolezza della forza dell'amore che è dentro di noi e intorno a noi e che si apre verso gli altri induce a respirare a pieni polmoni per fare entrare l'ossigeno che infonde energia e fa circolare l'amore creativo, fonte di vitalità e di nuova vita.

La persona consapevole dell'amore che prova legittima i sentimenti d'amore che nutre, sa accogliere e riconoscere l'inesauribile capacità – insita in ciascuno di noi – di amare incondizionatamente noi stessi e gli altri: animali, natura, oggetti, le attività che svolgiamo. Sa ricavare energie dall'amore che dà e che riceve, rispetta l'amore che altre persone si scambiano e continua ad amare anche quando non è non pienamente ricambiato.

Scarsa consapevolezza del quarto chakra

L'indebolimento di questa consapevolezza può provocare asma, pressione alta, respirazione corta, passività, depressione.

La persona poco consapevole dell'amore che prova – amore innanzitutto per se stessa e poi per altre persone, attività, lavoro, così come luoghi e animali – corre il rischio di trascurare coloro che ama e di dare per scontato la loro eterna presenza. La persona poco consapevole dei sentimenti d'amore corre il rischio di non dedicare la giusta dose d'attenzione necessaria per mantenere nel tempo le relazioni significative. Quando la consapevolezza dell'amore che si prova è debole, è debole anche la "manutenzione" continua, la cura costante che evita il logorio e aiuta a proteggere ciò che amiamo e a prevenirne la perdita.

Risvegliare l'energia del quarto chakra

Dopo avere energizzato i primi tre centri, è importante soffermarsi su questo punto centrale prima di giungere ai tre livelli

successivi, partendo come primo passo dall'amore e dal rispetto per se stessi, che è carente quando questo centro è bloccato. È impossibile dare quello che non abbiamo...
La riflessione su questo chakra espande la libertà di amare senza aver paura dell'amore, senza timore di essere giudicati o rifiutati, perché sappiamo di meritare l'amore che riceviamo dal momento che abbiamo imparato ad amare noi stessi per amare gli altri.

Per rinforzare la consapevolezza associata al quarto chakra si può praticare la meditazione che segue.

Meditazione sull'aria

Vai in un luogo a te familiare dove puoi respirare a pieni polmoni e sentire l'energia pura che entra nel tuo corpo. Concentra l'attenzione sui movimenti del tuo petto che si espande mentre inspiri e che si contrae mente espiri, consapevole che il respiro riproduce la dinamica di apertura e di chiusura dei tuoi polmoni e del tuo cuore.

Sposta ora l'attenzione per ascoltare i diversi ritmi del battito del tuo cuore, dei messaggi che ti invia: riconosci la differenza del tuo battito quando pensi a persone o animali che ami oppure a città, attività, oggetti che ti piacciono. Poggia ora la mano sul cuore e senti che batte prima per te e poi per tutte le persone che ami.

Lascia che ti vengano ora in mente diverse persone con cui hai un legame forte e solido e individua per ciascuna di esse l'intensità, la durata, la forza e la solidità del legame. Sii consapevole di cosa vi tiene legati, cosa vi unisce, cosa ti fa sentire un senso di appartenenza che sai essere reciproco.

Adesso senti un piacevole vento che delicatamente ti spinge nella direzione dove stai andando. Lasciati portare dal vento, utilizza la sua forza per procedere più leggero. Mentre senti che il vento a tuo favore alleggerisce i tuoi passi, volgi lo sguardo verso il cielo e osserva il volo naturale, leggero e libero degli uccelli. Ognuno di essi è libero di andare dove le sue ali lo portano, ognuno di essi è leggero perché affida il proprio peso all'aria e al vento. Senza muovere le ali si fa trasportare dall'aria sino al momento in cui decide di cambiare direzione, e dà un colpo di ali. Ognuno è consapevole di poter volare tanto in alto quanto le sue ali lo consentono.

Ora vedi che il vento fa volare una foglia, sollevandola da terra e allontanandola da te; in questo stesso momento ti viene in mente un pensiero che non c'entra nulla e che decidi di affidare al vento affinché lo porti via, lontano. Affida al vento ciò di cui ti vuoi liberare così da poter proseguire il tuo percorso libero e leggero, senza pensieri non più necessari.

Il quinto chakra

Il quinto chakra, *Visuddha*, che in sanscrito vuol dire "purificazione", è il centro dell'espressività. Situato nella gola, spinge verso una comunicazione chiara e trasparente. È associato all'etere, all'atmosfera, al colore azzurro chiaro, al senso dell'udito, alla frutta, al tempo passato che apre la strada verso il futuro. I suoi verbi sono "essere", "comunicare", "ascoltare".

Questo chakra manifesta la sua energia attraverso la comunicazione, che passa dalla gola e dalla bocca, con la quale esplicitiamo la nostra volontà, dichiariamo le nostre intenzioni, asseriamo le nostre posizioni. È collegato con le orecchie, la gola, la mascella, il mento ed evoca la risonanza psicologica dell'essere.

L'energia del quinto chakra dà una voce chiara, modulata, regolare e sicura. Il fluire delle parole permette di esprimere la propria essenza e le proprie emozioni, di dichiarare la propria volontà, di manifestare la creatività, la gioia di vivere, così come di condividere le conoscenze, di far valere i valori e la spiritualità con l'assertività appropriata a ogni particolare circostanza.

Consapevolezza del quinto chakra

La persona consapevole del proprio stile di comunicazione è in grado di riconoscere le differenze tra le varie componenti della propria identità – anagrafica, sociale, professionale, spirituale e segreta – e sa identificare quale di queste far prevalere secondo i contesti e le circostanze.
In alcuni contesti, infatti, può essere opportuno far emergere l'identità individuale di donna o uomo, di persona giovane o matura, alta o bassa, magra o grassa, bella o brutta. In altri può essere più appropriato far prevalere la propria identità sociale nelle sue varie sfaccettature – l'essere figlio, fratello o sorella, nipote, genitore, amico, compagno, amante, sposo, vedovo... In altri ancora emerge l'identità professionale, con il proprio livello

di competenza, maturità, maestria, professionalità raggiunte, o il ruolo ricoperto. In altri contesti la persona fa prevalere l'identità spirituale e risaltare i valori profondi, l'etica sociale, lo spirito religioso che può essere più o meno presente in ciascuno di noi. Infine la persona consapevole sa di avere anche un'identità segreta da proteggere, da svelare solo a pochi intimi. Ognuno di noi ha poi delle parti che talvolta rimangono segrete perfino a noi stessi.

Scarsa consapevolezza del quinto chakra

La scarsa consapevolezza e attenzione al modo di comunicare può provocare un "nodo" alla gola, tremore della voce, debolezza delle corde vocali, balbuzie, raucedine, influenza, angina. La persona poco consapevole del proprio stile di comunicazione può commettere alcuni errori di relazione e trascurare la qualità dei rapporti.

La scarsa propensione al dialogo basato sull'ascolto reciproco, la scarsa dimestichezza con la cooperazione fondata sullo scambio e con la gentilezza accompagnata dalla cortesia possono rendere la persona troppo loquace o troppo taciturna o comunque non attenta alle conseguenze del suo modo di comunicare.

La persona che parla troppo di solito non coglie le esigenze dell'interlocutore e parla anche quando questi non è ricettivo, disponibile o interessato.

La persona non attenta può utilizzare parole inopportune, modi sgarbati, toni scortesi e gesti sgradevoli che imbarazzano, infastidiscono o persino offendono l'interlocutore.

La persona silenziosa tiene per sé quello che ha dentro senza esternarlo, e impedisce agli altri di conoscere i suoi pensieri, di sapere cosa desidera, cosa le piace o non le piace.

Risvegliare l'energia del quinto chakra

Meditare su questo chakra porta a comprendere l'importanza di un flusso di comunicazione aperta e franca, fa riscoprire l'essenza dell'ascolto, la capacità di entrare in sintonia con le altre persone, così come del saper cogliere i messaggi impliciti e del cogliere i benefici di un dialogo sincero con altre persone.

Per rinforzare la consapevolezza associata al quinto chakra si può seguire questa meditazione.

Meditazione sull'ascoltare il silenzio

Inizia questa meditazione ascoltando il silenzio. Fai silenzio intorno a te e dentro di te e osserva come il silenzio ti rende consapevole dell'importanza della semplicità e della lentezza. Nel silenzio dentro di te e intorno a te tutto diventa semplice e rallenta il suo tempo e ritmo, così che ora puoi riconoscere l'importanza dell'ascolto e del silenzio.

Lascia che ora ti venga in mente una persona che ti parla con il cuore. Ascolta il battito del suo cuore che risuona con il tuo, ascolta la musica dietro le sue parole. Concentrati nell'attimo presente per ascoltare il messaggio libero da interferenze dei ricordi del passato o delle promesse del futuro. Vivi l'attimo presente così com'è, qui e ora. E dopo aver ascoltato il messaggio della persona che parla con il cuore, sintonizza la tua attenzione su ciò che vuoi comunicare, qualcosa di importante, qualcosa che abbia senso per te e per l'altra persona. Prenditi il tempo necessario per fare chiarezza dentro di te e prepararti mental-

mente per trovare parole, toni, tempi, modi per comunicare con l'altro.
Identifica anche la circostanza, il momento e il luogo più adatti per esprimere con semplicità e chiarezza ciò che hai dentro, ciò che senti, ciò che vuoi e puoi, ciò che ami e chi sei, nella tua individualità e nella tua unicità. Sii consapevole di come cambia la tua voce a seconda di ciò che dici, di quello che provi e della persona con la quale comunichi ciò che senti, provi, vuoi.

Ora immagina di essere attratto dalla voce di una persona che non conosci e dentro di te sei curioso di sapere chi è. Ascolta attentamente la nuova voce dentro di te per individuare alcune sue caratteristiche. Com'è questa voce? È di un uomo o di una donna, che età ha, com'è il suo corpo, da quale famiglia proviene, è single o ha un partner, da quale città o nazione viene, qual è il suo stato d'animo, quali sono i suoi valori e i suoi segreti?

Ora concentra l'attenzione sulla voce dentro di te, ringraziala per ciò che ti ha comunicato e chiedile di tacere per farti nuovamente provare il piacere di ascoltare il silenzio dentro di te e intorno a te.

Il sesto chakra

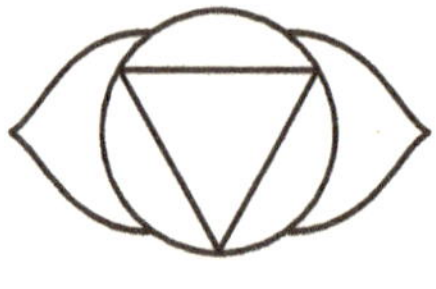

Il sesto chakra, *Ajna*, che in sanscrito vuol dire "conoscere", "percepire" e anche "comandare", è situato nel mezzo della fronte. È chiamato "il terzo occhio" e ricorda di fidar-

si di ciò che i propri occhi vedono, di seguire le proprie intuizioni, di programmare il futuro con immaginazione creativa.
È associato ai colori blu scuro e viola, alle percezioni extrasensoriali, alle sostanze che alterano la mente, all'uscire dal regno degli eventi reali o irreali per entrare in una dimensione senza tempo. I suoi verbi sono "vedere", "intuire".

Il sesto chakra è collegato con occhi, cervello e cranio, con la consapevolezza del proprio essere. Rappresenta infatti il chakra della creatività, il sesto senso dell'intuizione, di chi sa andare oltre l'immediatamente visibile, di chi va oltre le apparenze, pronto a esercitare una visione poliedrica da artista che crea scenari futuri. Vedere ha a che fare anche con il ri-vedere, nel senso di vedere con occhi diversi, con il processo di ri-strutturare, ri-definire, ri-conoscere, ri-sapere, ri-trovare quello che si credeva perduto.

Così come i nostri occhi vedono il mondo esteriore, si potrebbe dire che il terzo occhio percepisce il mondo interiore. Questo centro del pensiero, dell'intuizione e della creatività situato fra i due occhi permette di completare le informazioni che vediamo con una nuova luce. Il terzo occhio consente una maggiore comprensione, come leggere tra le righe di uno scritto. Quando gli occhi si chiudono, il terzo occhio si spalanca. Liberato dal pensiero e dai pregiudizi, il soggetto percepisce un'infinita serie di possibilità. Per questa ragione è il centro prediletto dell'ipnosi ericksoniana, quello degli stati alterati di coscienza e della scrittura automatica, dei sogni e delle visualizzazioni. Quello che vediamo con i nostri occhi e quello che percepiamo con il terzo occhio diventano il supporto della creatività e dell'immaginazione.

Consapevolezza del sesto chakra

La consapevolezza del potere energetico che deriva da questo chakra rende più intuitivi, creativi, immaginativi, previdenti e anche proattivi. La persona consapevole dell'energia trasmessa da questo centro sente la necessità di tenere gli occhi bene aperti per cogliere le informazioni rilevanti che provengono dal mondo esterno e da quello interno e per operare utili collegamenti con ciò che vede, intuisce, immagina.

La persona consapevole del proprio sapere riconosce che esso è fondato non solo sulle conoscenze accumulate sui banchi di scuola, ma anche sulle proprie riflessioni su quanto letto, udito, studiato, sperimentato. La persona consapevole del proprio sapere ne conosce anche i limiti, le carenze, continua ad aggiornarsi, a espandere e arricchire le proprie conoscenze. Sa di non sapere, e sa riconoscere le differenze tra impressioni, osservazioni soggettive e informazioni oggettive; tra ipotesi, inferenze, giudizi ed esami di realtà; tra opinioni, convinzioni e conoscenze fattuali.

Scarsa consapevolezza del sesto chakra

La scarsa consapevolezza del proprio potere energetico può provocare mal di testa e difficoltà di concentrazione; spinge a non fidarsi del proprio intuito, a reprimere creatività e immaginazione utili sia nella soluzione di problemi, sia nella programmazione del proprio futuro.

La persona poco consapevole dell'energia trasmessa da questo chakra tende a negare sia la realtà esterna, sia la propria visione interna con la quale elaborare soggettivamente quello che i suoi occhi vedono. La persona che si fida troppo di ciò che vede può prendere degli abbagli e tendere a non cambiare prospettiva, a non tenere in adeguata considerazione il punto di vista altrui.

Chi si fida troppo del proprio istinto può trascurare elementi o fattori esterni che la sua visione interna non aveva considerato. Chi invece non si fida affatto del proprio intuito non segue la strada dell'improvvisazione, dell'immediato, della spontaneità e privilegia la logica rigorosa e il calcolo razionale.
La persona che confonde le sue opinioni personali con conoscenze certe e che non è consapevole di ciò che non sa può essere arrogante, presuntuosa, incapace di adottare pensieri alternativi, non pronta a espandere le proprie conoscenze. Non riconosce l'importanza della capacità di operare un'utile distinzione tra conoscenze certe e condivise e impressioni, opinioni, convinzioni, giudizi soggettivi.
Invece, la persona poco consapevole di ciò che sa e della ricchezza del suo sapere può essere fin troppo umile, timorosa di mostrare quello che sa e di metterlo a disposizione di altri.

Risvegliare l'energia del sesto chakra

Per rinforzare la consapevolezza associata al sesto chakra si può praticare la seguente meditazione.

Meditazioni sul guardare oltre e altrove

Inizia ora la meditazione prestando attenzione al tuo modo di guardare il mondo esterno con gli occhi bene aperti. Osserva ciò che vedi di fronte e di fianco, a destra e a sinistra, osserva con attenzione e curiosità ciò che tutti i giorni vedi distrattamente, dandolo per scontato.

Ora chiudi l'occhio destro, guarda solo con l'occhio sinistro e osserva la differenza con l'esperienza precedente; apri adesso l'occhio destro e chiudi l'occhio sinistro e osserva come cambia il tuo modo di guardare e di vedere. Ora chiudi entrambi gli occhi e immagina di avere un terzo occhio proprio nel centro della fronte a cui affidi la tua capacità di guardare oltre e altrove, di allontanare ciò che è vicino e di avvicinare ciò che è lontano. Senti che il terzo occhio risveglia la tua immaginazione creativa, quella che ti fa immaginare un altro tempo e un altro luogo, quello che ti fa immaginare il tuo futuro.

Ora concentra l'attenzione sul tuo istinto e sul tuo intuito. Sii consapevole delle volte in cui hai seguito con fiducia il tuo istinto e il tuo intuito, affidandoti ai messaggi che il tuo inconscio ti inviava. Ricorda le volte in cui hai avuto conferme che il tuo intuito ti aveva guidato nella direzione giusta. Riconosci le caratteristiche di quelle esperienze, così da poter individuare quando vale la pena per te ascoltare la voce del tuo inconscio che ti suggerisce la soluzione giusta al momento giusto.

Affidati anche adesso al tuo inconscio e lasciati guidare a usare la tua immaginazione creativa per risolvere quel problema che ora ti viene in mente e che ha bisogno di un'altra visione, più ampia e più libera, una visione che trascende il qui e ora. Fidati del contributo del tuo intuito che ti fa uscire dal regno degli eventi reali o irreali per farti entrare in una dimensione senza tempo e senza spazio, dove tutto è nello stesso tempo e nello stesso luogo, contemporaneo, eterno e dovunque, in una dimensione dove tutto è possibile.

Il settimo chakra

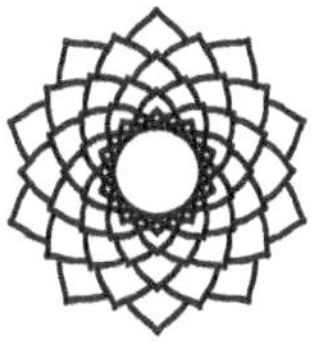

Il settimo chakra, *Sahasrara*, che in sanscrito vuol dire "millepetali", è situato sulla parte alta del capo e vuole evocare l'importanza di saper utilizzare le proprie conoscenze, del continuare a imparare e ampliare le proprie cognizioni. Vuole anche rafforzare il rispetto dei propri valori, aumentare la propria spiritualità e la propria saggezza universale, espandendo il contatto con le varie forze ed energie presenti nell'universo.

Il settimo chakra è associato ai colori viola e bianco, al digiuno che consente al corpo di sfruttare le riserve depositate nell'organismo e alla simultaneità del tempo. Rappresenta il centro della comprensione, della conoscenza, della spiritualità localizzata nella corteccia cerebrale che si manifesta attraverso il pensiero. I suoi verbi sono "sapere", "conoscere".

Centro della comprensione, della conoscenza e della spiritualità, questo chakra si manifesta attraverso l'immaginazione e l'intuizione ispirate dalla saggezza universale. È il centro della sintesi di tutte le informazione proveniente dagli altri centri.

Consapevolezza del settimo chakra

La consapevolezza dell'energia trasmessa da questo centro consente di esercitare la propria intelligenza e il proprio sapere integrando in modo sinergico anche conoscenze ed esperienze provenienti da mondi e culture diverse dalle proprie. Stimola inoltre a sublimare alcune attività, entrando in contatto con conoscenze universali.

Quando il settimo chakra è in equilibrio, la persona è consapevole della propria identità, sa chi è e sa ciò che vuole da se stessa e dagli altri. È aperta verso il mondo interno e verso il mondo esterno, vissuto come fonte di opportunità di espandere le proprie potenzialità. Aperta e ricettiva, chiede feedback, suggerimenti, contributi per arricchire la propria evoluzione personale e professionale.

Scarsa consapevolezza del settimo chakra

La scarsa consapevolezza dell'energia trasmessa da questo centro può provocare confusione circa la propria identità o la propria essenza. Tale confusione a sua volta stimola avarizia mentale, povertà d'idee, apatia intellettuale, pigrizia cognitiva, difficoltà ad apprendere e comprendere; persino depressione quando la persona sente di non esistere per gli altri, quando sente di non appartenere. Chi è poco consapevole della propria identità tende a chiudersi in se stesso, come a volersi proteggere da pericoli, ed è timoroso nei confronti del mondo esterno, vissuto come minacciante e limitante, colmo di ostacoli insormontabili. Perciò è anche poco aperto e ricettivo nel cogliere utili stimoli e corre il rischio di rimanere imbrigliato in stereotipi e pregiudizi che rallentano il suo sviluppo e frenano la sua evoluzione personale, professionale e spirituale.

Risvegliare l'energia del settimo chakra

Per rinforzare la consapevolezza associata al settimo chakra si può praticare la seguente meditazione.

Meditazione sulla saggezza universale

Sii consapevole che la meditazione sul settimo chakra ti aiuta a integrare la saggezza del corpo, della mente e dello spirito.

Entra ora in contatto con la saggezza del tuo corpo che ti comunica quando hai fame o quando sei sazio, quando hai sete o sei dissetato, quando sei stanco, hai sonno o quando hai voglia di sgranchire il corpo e la mente. Quando segui la saggezza del tuo corpo sei anche in grado di capire di che tipo di cibo hai bisogno, se salato o dolce, se caldo o freddo, se proteine, vitamine o carboidrati. Ascolta la saggezza del tuo corpo che ti aiuta a nutrirti in modo sano, a riposare bene e a proteggere il tuo benessere, senza eccessi non necessari.

Presta ora attenzione alle tue conoscenze, a ciò che hai appreso da genitori, parenti, amici, maestri, colleghi; conoscenze che hanno orientato la tua evoluzione personale, professionale e spirituale che ancora oggi utilizzi automaticamente come parte essenziale del tuo bagaglio culturale.

Avverti ora la netta sensazione di far parte di un vasto sistema che va oltre te stesso, un sistema in cui sei in contatto con tutte le altre creature esistenti, ognuna unica e irripetibile, come te. Senti di essere una creatura che appartiene alla natura e alla cultura. Sii consapevole che fai parte della natura, che sei parte della natura: contieni in te tutto ciò che appartiene a ciascuna creatura e a ciascun elemento naturale. In te ci sono le leggi dei fenomeni naturali che amano i cambiamenti, le differenze e i misteri.

Sii consapevole di avere una tua energia spirituale, che ti fa entrare in contatto con la trascendenza, la saggezza universale che è dentro di te e intorno a te. Avverti che dentro di te e intorno a te c'è un'entità spirituale che ti protegge, un angelo custode che ti aiuta nei momenti in cui ne hai bisogno.

APPENDICE

Guida alla meditazione proposta

Il QRCode riportato in questa pagina permette di accedere a una meditazione di circa 45 minuti per risvegliare l'energia dei sette chakra. Si tratta di una meditazione differente da quelle che avete letto in questo libro, che ha lo scopo di risvegliare diversi livelli di consapevolezza per fare emergere energie latenti o poco utilizzate e per renderle più accessibili. Per beneficiare pienamente dell'intero potenziale di questa meditazione vi invito a leggere le pagine che seguono prima di procedere all'ascolto della meditazione proposta.

Predisporsi all'ascolto

Prima di ascoltare la meditazione, scegliete un tema particolare sul quale ritenete utile far convergere le vostre energie. Può trattarsi per esempio di un problema da risolvere, una decisione da prendere, un atteggiamento o un comportamento da modificare, un pensiero ricorrente che vorreste allontanare dalla vostra mente. Scegliete un tema preciso che vi appartiene e che riconoscete come vostro, che riguarda unicamente voi stessi. Sarebbe op-

l'acquisizione della maggiore consapevolezza offerta dalla meditazione. Ovviamente la meditazione non offre soluzioni magiche, però stimola una diversa prospettiva, un modo più aperto di percepire e considerare ciò su cui concentrate la vostra attenzione.
Dopo aver scelto il tema di meditazione, ritagliatevi un tempo e uno spazio tutto per voi, solo per voi, nei quali niente e nessuno possano disturbarvi. Spegnete il telefono, scegliete una poltrona comoda e chiudete gli occhi. Chiudere gli occhi aiuta a concentrare l'attenzione dentro di voi, a lasciare la vista libera da elementi esterni che non meritano il vostro interesse durante l'ascolto della meditazione.
Quando siete pronti per concedervi uno stato di energetico rilassamento, iniziate la meditazione. L'ascolto può essere come una goccia che cade nel mare, ma anche una semplice goccia è capace di creare cerchi concentrici che espandono e diffondono la loro energia.

Lasciar fluire le emozioni

La prima volta, ascoltate per intero la meditazione proposta. Inizia con una fase di rilassamento, prosegue con la richiesta di prestare attenzione alla respirazione e di concentrarvi su alcune zone del corpo collegate con i punti dei chakra e si conclude con l'armonizzazione e l'integrazione di tutte le parti.

Iniziate concentrando l'attenzione sulla respirazione: sentite l'aria che entra mentre inspirate, fa il suo percorso, una piccola pausa e poi esce mentre espirate. Continuate a concentrare l'attenzione sul respiro sino a quando vi accorgete che è diventato calmo e regolare, segno di progressivo rilassamento.

Durante l'ascolto, siate disposti ad accogliere qualsiasi associazione vi venga alla mente. Tenete gli occhi chiusi in modo da concentrare l'attenzione sul vostro mondo interno per cogliere ciò che non è osservabile con gli occhi aperti. Accogliete sensazioni, immagini, emozioni, pensieri che sopraggiungono; accogliete tutto apertamente, senza giudicare. Qualsiasi sensazione, emozione, pensiero, ricordo sono benvenuti e appropriati; lasciateli scorrere con leggerezza, non fate commenti e non cercate di dirigerli né di fermarli; accoglieteli e lasciateli andare.

Lasciate fluire liberamente ciò che si presenta nella vostra mente: non cercate di guidarlo, bloccarlo, indirizzarlo in una direzione precisa. Semplicemente, accogliete le vostre reazioni come una parte di voi stessi che emerge per farvi comprendere qualcosa di nuovo. Lasciatevi andare all'ascolto e alle associazioni libere che seguono un flusso semplice e naturale. Fidatevi della vostra creatività e della vostra libertà immaginativa.

Quando il vostro corpo vi comunica una sensazione, accoglietela, localizzatela e osservatela nella sua intensità, per poi accorgervi che può diminuire o aumentare il suo vigore e spostarsi in altre parti del corpo.
Quando vi viene in mente un pensiero, accoglietelo con la consapevolezza che i pensieri sono solo pensieri, non sono fatti concreti, ma vanno e vengono.
Quando provate un'emozione, riconoscetela, datele il nome che le è proprio, siate consapevoli del suo sapore, colore, intensità e durata. Sino a quando vi rendete conto che l'emozione è solo un'emozione, che cambia e si trasforma durante l'ascolto della meditazione.

Nel caso non vi venisse in mente niente di particolarmente interessante, se vi sembra di non "vedere" chiaramente ciò che le parole che ascoltate suggeriscono, non preoccupatevi: è normale. Ognuno reagisce in modo soggettivo, personale. Ci sono persone che traducono le parole della meditazione in sensazioni di caldo/freddo, rilassamento/tensione, leggerezza/pesantezza; altre che hanno l'impressione di vedere immagini nitide, come fotografie impresse nella memoria; altre ancora che invece sentono voci che commentano o giudicano le proprie reazioni. Ognuno ha un proprio modo di vedere con l'occhio della mente dentro di sé.
Alcuni paragonano a dei sogni le immagini mentali stimolate dalla meditazione, altri avvertono sensazioni diffuse e globali. Ricordate che ogni risposta è appropriata, accoglietela come un'informazione che vi dice qualcosa di nuovo sul vostro mondo interno.
Potete anche scoprire che ogni volta che ascoltate la meditazione proposta producete spontaneamente nuove associazioni ed emozioni, nuovi pensieri e ricordi, rinforzando così ciò di cui state acquisendo maggiore consapevolezza.

Interrogarsi dopo l'ascolto

Una volta completato l'ascolto, regalatevi del tempo per diventare consapevoli delle diverse reazioni ai differenti stimoli che la meditazione vi ha proposto e per consolidare quanto appreso dall'esperienza. Quale risonanza interna avete provato? Quali associazioni vi ha stimolato? Cosa vi è venuto in mente? Quali emozioni avete provato? Quali ricordi sono apparsi all'improvviso? Cosa avete imparato di voi stessi, gli altri, il mondo? Cosa avete capito meglio di voi stessi, gli altri, il mondo? Quali nuove idee vi sono venute in mente che possono aiutarvi a risolvere il vostro problema? Qual è la migliore soluzione? Qual è la migliore decisione da prendere?

Approfondire uno specifico livello di consapevolezza

Dopo che avete ascoltato la meditazione almeno una volta per intero, potete selezionare la parte che riguarda un particolare chakra e il relativo livello di consapevolezza che intendete approfondire in quel momento. Ricordate però di concludere la meditazione con il collegamento e l'armonizzazione tra tutti i livelli di consapevolezza.

Dopo aver praticato la meditazione per diverse volte seguendo i suggerimenti dati in queste pagine, potete ascoltarla come accompagnamento, sempre però che non dobbiate compiere azioni che necessitano della vostra vigile attenzione.

Vi auguro buon ascolto.

Avvertenza

Non ascoltate per nessun motivo la meditazione proposta come sottofondo mentre eseguite azioni che richiedano attenzione, come per esempio guidare l'automobile

Per saperne di più

Assagioli R., 1973, *L'atto di volontà*, Astrolabio

Barker P., *L'uso della metafora in psicoterapia*, Astrolabio

Bolen, J.S., *Gli dei dentro l'uomo*, Astrolabio

Bolen, J.S., *Le dee dentro la donna*, Astrolabio

Caldironi B., Widmann C., *Visualizzazioni guidate in psicoterapia*, Piovan

Carrol C., *La pratica spirituale delle 4 meditazioni*, red!

Dennis R., *Tecniche di respirazione consapevole*, red!

Desoille R., *Teoria e pratica del sogno da svegli guidato*, Astrolabio

Dienstmann G., *Meditazione. Manuale pratico*, red!

Droz G., *I miti platonici*, Dedalo

Erickson M.H., *La mia voce ti accompagnerà*, Astrolabio

Feldman C., *Meditazione buddhista*, red!

Ferrucci P., *Crescere*, Astrolabio

Gordon D., *Metafore terapeutiche*, Astrolabio

Gordon D., Meyers-Anderson M., *Phoenix*, Astrolabio

Kabat-Zinn J., *Dovunque tu vada, ci sei già. Una guida alla meditazione*, Tea

Kabat-Zinn J., *Mindfulness per principianti*, Tea

Kabat-Zinn J., *Riprendere i sensi. Guarire se stessi e il mondo attraverso la consapevolezza*, Tea
Kabat-Zinn J., *Vivere momento per momento*, Tea
Laureys S., *La meditazione spiegata dalla scienza*, red!
Lazarus A., *L'occhio della mente*, Astrolabio
Mahoney M., *Cambiare se stessi*, Astrolabio
Morelli M., *Corso di meditazione*, red!
Morelli M., *Le tecniche di respirazione yoga*, red!
Pearson C.S., *Risvegliare l'eroe dentro di noi*, Astrolabio
Piana A., *Ricomincio dalla meditazione*, red!
Rapisarda Sassoon C., *Ricomincia dal sogno*, red!
Salzberg S., *Il respiro della felicità*, De Agostini
Saradananda S., *Il potere del respiro*, red!
Shone R., *Visualizzazione creativa*, Astrolabio
Sturgess S., *Meditazione yoga*, red!
Tolle E., *Il potere di adesso*, MyLife
Tolle E., *Come mettere in pratica il potere di adesso*, MyLife
Tolle E., *Parole dalla quiete*, MyLife
Tolle E., *Un nuovo mondo*, Mondadori
Williams M., Penman D., *Metodo mindfulness. 56 giorni alla felicità*, Mondadori

Sui chakra

AA.VV., *Mappa dei chakra*, red!
Brennan B.A., *Mani di luce*, Longanesi
Judith A., Vega S., *I sette chakras*, PAN
Leadbealer C.W., *Chakras. I sensi psichici dell'uomo*, Teosofica

Lothar-Rüdiger L., *Il risveglio della Kundalini*, Bis Edizioni
McCusker K., *Meditazione Kundalini*, red!
Saradananda S., *Meditazione sui chakra*, red!
Selbi J., *Meditazione Kundalini*, red!
Sharamon S., Baginski B.J., *Manuale dei chakra: teoria e pratica*, Edizioni Mediterranee
White R., *Chakra*, Sonzogno
Zampieri R., *Energie sottili*, Macro Edizioni

Libri con Cd

AA.VV., *Trance e meditazione*, red!
Bharati Swami Veda, *Impara a meditare. Il primo passo verso la pace*, Mimesis
Cambiganu I., *Campane di cristallo*, red!
Fortini N., *Campane tibetane*, red!
Fortini N., *Il primo chakra*, red!
Fortini N., *Il secondo chakra*, red!
Fortini N., *Il terzo chakra*, red!
Fortini N., *Il quarto chakra*, red!
Fortini N., *Il quinti chakra*, red!
Fortini N., *Il sesto chakra*, red!
Fortini N., *Il settimo chakra*, red!
Fortini N., *L'armonia dei 7 chakra*, red!
Kriyananda S., *Io amo meditare*, Ananda Edizioni
Maffina J., *Visualizzazioni creative*, Anima Edizioni
Maneesha J., *Impara a meditare*, Macro Edizioni
Maneesha J., *Meditazioni quotidiane*, Macro Edizioni

Indice